2019年度教育部人文社会科学研究规划基金项目

《中医药文化国际传播的规律及策略研究》(编号：19YJA710018)

新时代中医药文化育人体系研究与实践

主编◎李和伟

全国百佳图书出版单位
中国中医药出版社
·北 京·

图书在版编目（CIP）数据

新时代中医药文化育人体系研究与实践 / 李和伟主编 . — 北京：中国中医药出版社，2024.1
ISBN 978-7-5132-8361-8

Ⅰ . ①新… Ⅱ . ①李… Ⅲ . ①中国医药学—文化—教育研究 Ⅳ . ① R2-05

中国国家版本馆 CIP 数据核字 (2023) 第 171454 号

中国中医药出版社出版

北京经济技术开发区科创十三街 31 号院二区 8 号楼
邮政编码 100176
传真 010-64405721
保定市中画美凯印刷有限公司印刷
各地新华书店经销

开本 710×1000 1/16 印张 15.25 字数 206 千字
2024 年 1 月第 1 版 2024 年 1 月第 1 次印刷
书号 ISBN 978－7－5132－8361－8

定价 68.00 元
网址 www.cptcm.com

服 务 热 线 010-64405510
购 书 热 线 010-89535836
维 权 打 假 010-64405753

微信服务号 zgzyycbs
微商城网址 https://kdt.im/LIdUGr
官 方 微 博 http://e.weibo.com/cptcm
天猫旗舰店网址 https://zgzyycbs.tmall.com

如有印装质量问题请与本社出版部联系（010-64405510）

主编简介

　　李和伟，教授，硕士研究生导师。黑龙江中医药大学党委常委、宣传部部长，兼任国家中医药管理局中医药监测统计专家咨询委员会委员、世界中医药学会联合会管理科学专业委员会常务理事、全国中医药文化传播新媒体联盟副理事长、黑龙江省党的建设研究会特邀研究员、黑龙江省政协理论研究会会员、黑龙江省社会主义学院兼职研究员、哈尔滨市香坊区政协委员等。主持国家和省级课题20余项，先后获国家教学成果二等奖，黑龙江省高等教育教学成果一、二等奖，黑龙江省社会科学成果二等奖等10余项。受国家中医药管理局委托主持《中医药文化宣传教育基地建设分类和遴选研究》，主编全国中医药行业高等教育"十三五"创新教材《中医文化学导论》《全国中医药文化宣传教育基地名录》等6部，发表论文50余篇，培养研究生30余名。

前　言

　　本书以新时代中医药文化育人体系的理论研究与实践探索为切入点，以习近平新时代中国特色社会主义思想为指导，积极培育和践行社会主义核心价值观，坚定中国特色社会主义文化自信，深入推进高等中医药院校文化育人工作，致力于把握工作重点，构建工作体系。

　　本书的主要内容有新时代中医药文化育人体系构建的理论基础，新时代中医药文化育人体系的路径及传播体系的构建，以黑龙江中医药大学为例探讨中医药文化育人实践等。本书提出了"四横三纵一中心"（四横："制度文化""行为文化""环境文化""学术文化"；三纵："大医精诚""医乃仁术""以人为本"；一中心："以学生为中心"）中医药文化育人体系，把握住文化育人的基本理论、核心价值和操作路径，将高校文化育人的各个环节有机结合起来，探索具有创新性的育人模式。本书为2018年教育部第二批思想政治工作精品项目"'四横三纵一中心'中医药文化育人体系建设与实践"、2019年教育部人文社会科学研究规划基金项目"中医药文化国际传播的规律及策略研究"（编号19YJA710018）、2019年黑龙江省高等教育教学改革研究重点项目"中医文化学课程体系构建与实践研究"（编号SJGZ20190058）的阶段性研究成果。

目录 ▶ CONTENTS

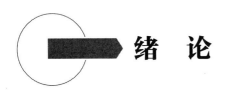

绪　论

一、背景依据

（一）党和国家对中医药事业发展的高度重视

中医药文化汲取中国传统文化的精髓，浓缩中国传统文化的精华，不仅"是中医药学的根基与灵魂，是中医药事业持续发展的内在动力，是中医药学术创新的不竭源泉，也是中医药行业凝聚力量、振奋精神、彰显形象的重要抓手"，更"集中体现了中国传统文化的价值理念与思维方式"。中华人民共和国成立之后，党和政府始终关心中医药事业的发展，特别是党的十八大以来，国家出台了一系列政策法规，对中医药事业的发展进行了顶层设计。

2003年4月，国务院颁布的《中华人民共和国中医药条例》指出，国家保护、扶持、发展中医药事业，实行中西医并重方针。2006年11月，国家中医药管理局出台《中医药科学研究发展纲要（2006—2020）》，指出要系统整理和诠释中医、民族医学理论，总结现代研究成果，竭力谋求在思维模式、脏腑生理、病因病机、辨证治法、药性理论、方剂配伍、中药针灸效应原理等方面创新与发展。到2020年，中医理论体系的系统整理和诠释初步完成，中医药理论的科学内涵得到阐释，由现象描述向本质阐明的中医理论体系初步建立。

2009年4月，国务院下发了《关于扶持和促进中医药事业发展的若干意见》（国发〔2009〕22号），以"繁荣发展中医药文化"为题，对中医药文化发展做出要求：将中医药文化建设纳入国家文化发展规划，推进中医药文化建设，弘扬行业传统职业道德，开展中医药科学文化普及教育，加强宣传教育基地建设，加强中医药文化资源开发利用，打造中医药文化品牌。同时明确指出："中医药作为中华民族的瑰宝，蕴含着丰富的哲学思想和人文精神，是我国文化软实力的重要体现。"要求必须"繁荣发展中医药文化，将中医药文化建设纳入国家文化发展规划……加强中医药文化资源开发利用，打造中医药文化品牌。加强舆论引导，营造全社会尊重、保护中医药传统知识和关心、支持中医药事业发展的良好氛围"。

2011年，我国首次将"支持中医药发展"纳入国家发展规划（《中华人民共和国国民经济和社会发展第十二个五年规划纲要》，以下简称《规划》），彰显了中医药日益重要的地位和作用。《规划》强调要充分发挥中医药优势，发展中医预防保健；要"努力扩大文化、中医药……等新兴服务出口"。

2012年，国家中医药管理局出台了《中医药文化建设十二五规划》，提出要对中医药文化内涵、核心理念、价值观念等进行深入挖掘、整理和研究，深入探讨中医药核心价值体系的建设内容和方法；要求做好中医药核心价值体系的研究与构建、中医药文化源流及内涵研究、中医药非物质文化遗产保护与传承等研究等。

2015年4月，国务院办公厅发布了《中医药健康服务发展规划（2015—2020年）》，次年2月、3月又先后发布了《中医药发展战略规划纲要（2016—2030年）》《关于促进医药产业健康发展的指导意见》。

2017年《中华人民共和国中医药法》颁布。作为我国第一部中医药事业方面的法律，为中医药事业发展提供了法律保障。

2019年10月26日，中共中央、国务院发布《关于促进中医药传承创新发展意见》，明确指出要"实施中医药文化传播行动"。一系列事关中医药发展的战略性文件的出台，为传承发展中医药文化提供了重要依据。

2022年6月，国家发展和改革委员会依据《中华人民共和国国民经济和社会发展第十四个五年规划和2035年远景目标纲要》制定了"十四五"中医药发展规划，明确指出要"实施中医药振兴发展重大工程"，大力弘扬中医药文化，使中医药产品和服务供给更加优质丰富，中医药博物馆事业加快发展，文化传播覆盖面进一步拓宽，公民中医药健康文化素养水平持续提高，进一步提升了中医药文化的影响力，为全面推进健康中国建设、更好保障人民生命健康保驾护航。

（二）创新中医药院校思想政治工作的现实需求

教育部《完善中华优秀传统文化教育指导纲要》明确指出："加强中华优秀传统文化教育，是深化中国特色社会主义教育和中国梦宣传教育的重要组成部分，是构建中华优秀传统文化传承体系、推动文化传承创新的重要途径，是培育和践行社会主义核心价值观、落实立德树人根本任务的重要基础。"中医药文化"集中体现了中国传统文化的价值理念与思维方式"，对于中华优秀传统文化的传承和弘扬具有积极的推动作用。

习近平总书记在2014年主持中央政治局第十三次集体学习时首次使用"以文化人"的概念，强调要"努力用中华民族创造的一切精神财富来以文化人、以文育人"。"以文化人"是新时期习近平总书记曾多次强调的育人新标准。"以文化人"概念的提出，进一步拓展了高校思想政治工作的路径和方法。

2016年12月，习近平总书记在全国高校思想政治工作会议上指出，文化滋养心灵，文化涵育德行，文化引领时尚。要注重文化浸润、感染、熏陶，既要重视显性教育，也要重视潜移默化的隐性教育，实现入芝兰之室久而自芳的效果。同时强调，要坚持把立德树人作为中心环节，把思想政治工作贯穿教育教学全过程，实现全员育人、全程育人、全方位育人（以下简称"三全育人"），努力开创我国高等教育事业发展新局面。文化育人的本质就在于以人类文化的正向价值为导引，教化人走向道德、理性、真善美，从而实现立德树人的目标追求。

2022年10月，习近平总书记在中国共产党第二十次全国代表大会报告中指出："围绕举旗帜、聚民心、育新人、兴文化、展形象建设社会主义文化强国。"由此可见"以文化人"在推动"三全育人"中的重要地位，为新形势下更好地秉承文化育人新理念、探索高校思想政治工作新举措提出了新的更高要求。

高校是传承文化的平台，担负着为国家培养人才的神圣使命。近几年，党和国家对中医药事业的重视达到前所未有的程度，高等中医药院校作为中医药人才培养的主要阵地，理应以弘扬中医药传统文化为重点，牢牢把握办学治校的正确方向，充分挖掘中医药优秀传统文化育人资源，全面融入文化育人的实践过程，不断创新思想政治工作，落实立德树人根本任务，培养新时代社会主义事业的建设者和接班人，特别是培育德才兼备、全面发展的高素质中医药人才。

本书以新时代中医药文化育人体系的理论研究与实践探索为切入点，以习近平新时代中国特色社会主义思想为指导，积极培育和践行社会主义核心价值观，坚定中国特色社会主义文化自信，深入推进高等中医药院校文化育人工作，致力于把握工作重点，构建工作体系。

二、主要内容

《新时代公民道德建设实施纲要》指出："要坚持以社会主义核心价值观为引领。"当前，我国正处于社会主义核心价值体系这一伟大工程的实践和推进过程中。"治国以教化为先，教化以学校为本"。中医药优秀传统文化讲仁爱、守诚信、尚和合的思想理念，与社会主义核心价值观在价值追求和精神内核上高度契合，是大学生思想道德建设的优质教育资源。本书的主旨是研究新形势下高等院校尤其是高等中医药院校中医药文化育人的体系构建、国际传播及实践效果等问题，为我国高等中医药院校文化育人提供理论支持和实践依据。

"大医精诚、医乃仁术、以人为本"是中医药文化的核心价值理念，是中华民族深邃的哲学思想、高尚的道德情操和卓越的文明智慧的集中体现，也是高等中医药院校践行社会主义核心价值观的具体表现，更是高等中医药院校文化育人体系的核心和灵魂，贯穿于中医药人才培养的始终，具有全员、全过程、全方位育人的科学性和可行性。本书围绕中医药文化核心价值理念，深刻剖析中医药文化中的制度、行为、环境、学术文化等主要内容，探索新时代中医药文化育人的新路径、新模式、新体系，具体包括以下几个方面。

（一）新时代中医药文化育人体系构建的理论基础

阐述新时代中医药文化育人相关概念的界定、理论诉求、时代依据及现实境遇，探讨新时代中医药文化育人体系中的育人主体、客体、媒介、环境等条件要素和中华优秀传统文化、中医药特色文化、中医药廉洁文化、中医药质量文化等要素的构成。

（二）新时代中医药文化育人体系的路径及传播体系构建

抓住"制度文化""行为文化""环境文化""学术文化"四个横向，把握"大医精诚""医乃仁术""以人为本"三个纵向主线，探索"四横三纵"文化育人体系的构建，通过理论研究和学术实践，思考在中医药理论指导下，构建具有中国特色、突出时代特征的中医药文化传播推广架构体系与运行方法。

（三）以黑龙江中医药大学为例，探讨中医药文化育人实践

黑龙江中医药大学党委始终坚持立德树人的根本任务，始终坚持中医药文化育人的办学理念，通过课堂教学平台、校园活动平台、社会实践平台建设，以高度的文化自觉和文化自信，加强顶层设计，整合优势资源，打造特色学术文化，组织多彩实践活动，完善中医药文化育人环境，以学生为中心，构建"四横三纵"的中医药文化育人体系，育人理念持续加强，育人活动不断深化，育人模式逐渐完善，育人成效愈加明显。

三、创新之处

高等中医药院校在人才培养过程中要重视中医药文化的作用，所培养的人才不仅要具有精湛的医术，还要具备崇高的医德。"四横三纵"中医药文化育人体系，把握住文化育人的基本理论、核心价值及操作路径，特色鲜明，将高校文化育人的各个环节有机地结合起来，探索出具有创新性的育人模式。

创新之处主要体现在两个方面：一是在"以学生为中心"理念的基础上，将中医药文化融入人才培养、科学研究、社会服务、文化传承创新、国际交流与合作等五大办学职能之中，将中医药文化作为思想政治教育（以下简称思政教育）的有效载体，把中医药文化核心价值理念，即大医精诚、医乃仁术、以人为本融入中医药院校育人环境，真正实现全员、全过程、全方位育人；二是通过中医药制度文化、行为文化、环境文化和学术文化建设，丰富思想政治工作体系，使思政教育与中医药文化相互支撑、相得益彰，既巩固了学生的专业思想，又潜移默化地教育了学生，使思政工作活起来，效果实起来。

第一章 新时代中医药文化育人体系构建概述

第一节 新时代中医药文化育人体系相关概念界定

一、文化与文化育人

文化是指人类在社会历史发展过程中所创造的物质财富和精神财富的总和，特指精神财富，如文学、艺术、教育、科学等，也指运用文字的能力及一般知识。

中华民族有着五千年的历史，是四大文明古国之一，中华文化源远流长、博大精深。中华文化的史前期是从猿人到大禹传子，包括新旧石器时代。夏、商、西周至春秋战国时期，中国文明的基石已初步奠定，象形会意的汉字、儒墨道法等诸子思想、宗法伦理等都对后世产生了巨大影响。春秋战国时期，"秦汉之变"作为第一次社会大变革及文化大转型，除了成功建立秦朝之外，还将六国文化融为一体，意味着政治与文化的统一。魏晋南北朝至唐中叶，这一时期精神领域里神学弥漫，儒、道、玄、佛教影响着器物、制度、思想各文化门类。按照"上古（或上世）""中古（中世）""近古（近世）"划分历史的西学方法，唐宋以降，中国文化通过自身的发展总体上已显示出走出中古文化故辙的种种动向，孕育了部分近世文化因子，可以称之为近古文化期。明末迄今这一阶段，已先期完成现代转型的工业西方以炮舰加商品打开了中国封闭的国门，中国文化遭遇到了外来文化的入侵，中国文化与西方文化的冲突、调适、融合过程异常艰难和痛苦，中国文化在制度、物质、行为、精神诸层面进入现代转型期。每个民族、每个国家都有自己独特的文化烙印，它们一直存在，后人会不断地将其继承和发展。

"文"和"化"最早出现在《周易》的"观乎天文，以察时变；观乎人文，以化成天下"，指的是用人文的东西来教化百姓，教百姓一些应该懂得的道理，这就是我们在典籍中看到最早对文化的定义。到了西汉，刘向在《说苑·指武》说"圣人治天下也，先文德后武力。凡武之兴，为不服也。文化不改，然后加诛"，则是最接近现在所理解的以文德教化百姓。近代国学大师钱穆在《文化与教育》中云："教育即文化之一部分，今既剿截数千年传统文化，只许就目前当今以为教，是则教育脱离文化而成为文化之教育，故其教育之收效也特难。"文化育人的概念自此蕴含于各学科教育之中。

文化的目的是以"文"来"化"人，并培养人才。文化育人的核心内涵是以文化教育、影响人，从精神上塑造人，塑造一个有灵魂的人。"以文化人"，主要是文化对人的润物无声、潜移默化的影响；"以文育人"，主要指文化对于人的行为教育的影响。文化育人重视文化的传承与弘扬过程中创造性转化和创新性发展。同时兼顾文化自觉，通过宣传中华优秀传统文化、红色革命文化、社会主义先进文化来培养人才，推动中国特色社会主义发展和中华民族伟大复兴，通过丰富的校园文化活动，帮助学生形成健全的人格，丰富学生的学习生活，优化校风学风，提高文化自觉，实现对文化的传承和创新。只有对文化育人有深刻的认识，才能为国家培养出高质量的人才，实现学生的全面发展。

二、新时代文化育人

党的十九大报告指出："经过长期努力，中国特色社会主义进入了新时代。"新时代的主要矛盾已经转化为人民日益增长的美好生活需要和不平衡不充分的发展之间的矛盾。新时代是新的历史条件下继续夺取中国特色社会主义伟大胜利的时代；是决胜全面建成小康社会、进而全面建设社会主义现代化强国的时代；是全国各族人民团结奋斗、不断创造美好生活、逐步实现全体人民共同富裕的时代。在这个新时代下，全体中华儿女应勠力同心，奋力助推中国梦的实现。党的二十大报告指出："我们对新时代党和国家事业发展作出科学完整的战略部署，提出实现中华民族伟大复兴的中国梦，以中国式现代化推进中华民族伟大复兴。"以史为鉴、开创未来，每个时代都有各自不同的主流文化。春秋战国时期的诸子百家为学者提供了许多思想，形成了百家争鸣的局面；秦国统一六国，秦始皇焚书坑儒，崇法家、杂家文化；到了西汉时期，文景之治崇道家黄老之学，汉武帝之后"罢黜百家，独尊儒术"，黄老之学成为民间文化；魏晋南北朝时期，张骞出使西域，"明帝梦金人"，开始崇信佛教，而民间文化通过逐渐发展形成了以道家学说为主体的道教；到了隋唐时期，隋炀帝、隋文帝开始科举选拔，提倡佛、道、儒三教共同发展，唐朝的开放包容，使伊斯兰教和基督教传入中国；宋朝时期崇尚儒家学说，继而周敦颐开创北宋理学，后有程朱理学。这些基本奠定了中国千年学术文化的框架。

当今文化育人应紧跟新时代的脚步，用新时代中国特色社会主义文化培养学生，将学生培养成德、智、体、美、劳全面发展的社会主义时代新人。习近平总书记指出："要坚持把立德树人作为中心环节，把思想政治工作贯穿教育教学全过程，实现全程育人、全方位育人，努力开创我国高等教育事业发展新局面。"新时代文化育人、"立德树人"的本质是用优秀的社会主义先进文化对学生进行教育，使其成为拥有崇高道德的高素质人才。高校应认真贯彻落实习近平总书记重要讲话精神，不断提升思想政治工作水平，深刻领会"两个确立"的决定性意义，增强"四个意识"，坚定"四个自信"，做到"两个维护"，并将其内化于心、落实于行。

三、中医药文化与中医药文化育人

中医药体现了中华民族对生命、健康、疾病的认识，是具有悠久历史、独特理论及技术的医药学体系。中医药包括中医学和中药学。中医学以阴阳五行为理论基础，通过望、闻、问、切四诊收集有关疾病的资料，并运用中医基础理论，辨清疾病的病因、病位、病性、病势，然后选择和确定相应的治疗原则和治疗方法，采用"汗、吐、下、和、温、清、补、消"等治法，使用中药、针灸、按摩等手段，使人体恢复阴阳平衡。中药学是研究中药基本理论和临床应用的学科，其内容包括中药的起源和发展；中药的产地与采集；道地药材的发展；中药的炮制目的与方法；中药治病的机理；中药配伍的目的、原则及规律；用药禁忌的概念及主要内容；用药剂量与用法，剂量与疗效的关系，确定剂量的依据及中药煎服法等。

中医药文化，广义而言是指中华民族五千年来所创造的中医药物质财富和精神财富的总和；狭义是指中医药行业所特有的思想观念、行为规范和人文习惯。中医药文化是中华民族传统文化区别于其他民族文化体系的亮点。中医药文化是传承中医药学的文化载体，承载着中医药学的光辉历史，更是世界民族文化的瑰宝。中医药文化是中国优秀传统文化的重要组成部分和典型代表，它具有巨大的使用价值和发展前景，是中医药事业的根基和灵魂。中医药文化蕴含着丰富的人文科学和哲学思想，以"大医精诚，天人合一，以人为本，医乃仁术，调和致中"等为核心内容，是中华民族几千年所孕育出来的文化瑰宝。改革开放以来，党中央、国务院高度重视中医药事业发展，并制定了一系列政策措施。习近平总书记强调，要切实把中医药这一祖先留给我们的宝贵财富继承好、发展好、利用好。

所谓育人，育即教育、培养，是对受教育者进行德育、智育、体育、美育、劳育等多方面的教育、培养，使其成为健全的人。中医药文化育人，即充分挖掘和发挥中医药传统文化中的德育、智育、体育、美育、劳育等元素，以培养人、塑造人。在2018年8月21日全国宣传思想工作会议上习近平总书记强调："做好新形势下宣传思想工作，必须自觉承担起举旗帜、聚民心、育新人、兴文化、展形象的使命任务。"中医药文化中的"大医精诚""以人为本"是主要的德育育人元素；中医药学中的辨证论治、整体思维对提高人的认知和思辨能力有很大帮助；中医药文化中的五禽戏、八段锦、太极拳等可以增强人的体质，达到养生保健作用。在古代，很多中医药学家，如李时珍、孙思邈、葛洪等都具有书画才能，此外很多文学作品也包含有许多中医药知识。中药材的名字，如半夏、百合、金银花等或有文学意味，或可作为观赏植物，具有美感；在国家大力提倡劳动教育的大背景下，开展栽培中药，或是制作中药香囊、代茶饮料、药膳等都具有积极的劳动教育意义。

四、文化育人体系

"体系"是指一定范围内，同类的事物按照一定秩序和内部联系组合而成的整体。自然界的体系遵循自然的法则，而人类社会的体系则要复杂得多。影响这个体系的因素除人性的自然发展之外，还有人类社会对自身认识的发展。文化育人体系则是依靠"体系"的优势，发挥"育人"的作用。

2017年12月6日，教育部印发的《高校思想政治工作质量提升工程实施纲要》强调，要"充分发挥课程、科研、实践、文化、网络、心理、管理、服务、资助、组织等方面的育人功能，挖掘育人要素，完善育人机制，优化评价鼓励，强化实施保障，切实构建'十大'育人体系"。

文化育人体系作为"十大"育人体系之一，目的就是发挥文化这一要素在育人体系中的作用。文化育人体系的特点主要由"文化"来体现，注重"以文化人，以文育人"，深入开展中华优秀传统文化、革命文化、社会主义先进文化教育，推动中国特色社会主义文化繁荣兴盛，牢牢掌握高校意识形态工作领导权，践行和弘扬社会主义核心价值观，优化校风学风，繁荣校园文化，培育大学精神，建设优美环境，滋养师生心灵、涵育师生品行、引领社会风尚。文化育人体系具有文化的潜移默化性、区域民族性、包容创新性和教育传承性四个显著特征，"文"主要指精神文化，"育"指塑造和教化，"人"包括全体人民。

提升文化育人体系质量，要在文化育人实践中体现，在教书中育人、在管理中育人，在环境中育人。教书中育人是老师与学生互动最多的活动，教师用治学态度、行为方式、价值观念对学生言传身教，对学生具有最直接、身先示范的作用。所以教师不仅要有高深的学术涵养，还要有正确的价值观念和良好的行为作风，以此感化、激励学生。管理中育人是以制度和规范的形式进行育人，通过科学、正确的管理提高学生学习、生活的思想认同，提高教师教学的效率和质量，培育出自律、自强的时代新人。服务中育人是在以学生为中心的教育体系中，相关服务人员的言行举止和行为都在一定程度上影响着学生。在"以人为本"的教育理念下，大学中的每一位教师、行政管理人员、后勤保卫人员、教辅人员等都是学生的"服务员"，只有树立服务的理念，才能更好地落实服务育人。相对于学生这个主体来说，一切除主体之外的非我的因素都称之为环境。在环境中育人，可以是精神的熏陶，也可以是氛围的感知；可以是校园建筑的优美，也可以是社会和校友对母校的认可。环境育人的范围很广，校园中的一草一木都承载着育人功能，中医药院校应将精神、理念、制度、物质文化植入学生日常所见、所闻、所感的环境中。

五、中医药文化育人体系

中医药文化育人体系，即中医药文化育人的目标、方式、原则等形成的有机整体。中医药文化育人体系是文化育人体系的一个重要分支，通过优秀的中医药文化进一步增强文化育人功能，提升学校的办学质量。习近平总书记指出："中医药学是中国古代科学的瑰宝，也是打开中华文明宝库的钥匙。当前，中医药振兴发展迎来天时、地利、人和的大好时机，希望广大中医药工作者增强民族自信，勇攀医学高峰，深入发掘中医药宝库中的精华，充分发挥中医药的独特优势，推进中医药现代化，推动中医药走向世界，切实把中医药这一祖先留给我们的宝贵财富继承好、发展好、利用好，在建设健康中国、实现中国梦的伟大征程中谱写新的篇章。"要想继承好、发展好、利用好中医药文化，就必须全面贯彻落实中医药文化育人体系。

中医药文化育人体系注重师生品行和学术知识，培养医学生的价值观念、思维方式和行为规范。学校作为中医药育人体系的主要场所，不仅要注重教书、管理、环境育人，还要注重中医药文化育人。学校应以中医药文化研究中心为依托，开设相关课程，向学生普及中医药文化中的健康养生知识，培养学生对中医药文化的浓厚兴趣，引导学生对中医药文化的敬仰，采用多媒体等影像技术展现中医药的科学文化价值，多途径宣传中医药文化的历史价值和学术价值，实现中医药教化价值。中医药文化是中华民族标志性的珍贵遗产，是中医学子最深沉、最持久的精神力量，构建中医药文化体系是当下中医药文化发展中不可或缺的举措。

第二节　新时代中医药文化育人的理论诉求

一、新时代中医药人才培养的属性要求

属性是人类对一个对象的抽象方面的刻画。一个具体事物总有许许多多的性质与关系，这种性质与关系，叫事物的属性。属性是事物所具有的不可缺少的性质，新时代中医药人才培养不可缺少的性质有以下几点。

第一，培养造就中医药领域的战略科学家，培育壮大领军人才队伍，促进科学家精神的传承发展，提高中医药学子的中医药素养，培养中医药后备人才，促进其身心健康成长。尤其在新时代背景下，迫切需要培养一大批勇攀科学高峰、立志科技报国的中医药领域的科学家，促进青年人才脱颖而出，打造中医药人才发展高地。

第二，扩大基层人才供给，推动人才向基层流动，改善基层人才发展环境，夯实基层人才队伍。中医药学子应当坚定理想信念，坚持理论联系实际，全心全意为患者服务。政府应当为中医药人才成长营造更加包容开

放的环境，不断优化待遇结构，并为他们创业、开展研究搭建平台，为学习交流提供渠道。

习近平总书记在庆祝中国共产党成立100周年大会上的讲话中指出："新时代的中国青年要以实现中华民族伟大复兴为己任，增强做中国人的志气、骨气、底气，不负时代，不负韶华，不负党和人民的殷切期望！"中医药学子应积极响应这一号召，在美好青春和伟大时代携手同行之时，谱写出医学上最浪漫的史诗。

第三，坚持中医与西医相互取长补短，发挥各自的优势，这是发展中医药的基本原则和主要措施之一。要完善西医学习中医制度，实施西医学习中医专项，大力推进西医学习中医。综合医院、专科医院、传染病医院、妇幼保健院等应支持西医师接受中医药知识培训，逐步做到"能西会中"，力争用5～10年的时间培养一批高层次中西医结合人才。

第四，强化中医药专业技术人才培养，加强中医技师队伍建设，加快急需紧缺人才队伍建设，强化中医药管理人才队伍建设，统筹推进中医药重点领域的人才队伍建设。要充分发挥国医大师、全国名中医等名中医药专家的作用，增加名师出高徒的数量，加大中医药类专业博士后科研工作站的布局和建设力度，加快青年科技人才培养。

第五，深化中医药教育改革，完善人才培养模式，医教协同，推进中医药课程体系建设，整合中医药课程内容，优化中医药专业人才培养方案，强化中医思维培养，提高中医学类专业经典课程比重，将中医药经典融入中医基础与临床课程。

第六，拓宽中医医疗服务领域，满足广大群众对中医药的需求。加强名老中医药专家传承工作室建设，加大中医药人员配备力度，提升基层卫生机构的中医药服务质量，完善人才评价体系，深化人才发展体制机制改革。

新时代中医药人才培养属性要求深入贯彻党的二十大精神，全面落实习近平总书记关于做好新时代人才工作和中医药工作的重要指示精神，立足新发展阶段，贯彻新发展理念，构建新发展格局，全面实施人才优先发展战略，为中医药振兴发展提供坚强的人才支撑和智力保障。

二、新时代医学生全面发展的本质要求

党的十九大报告提出要"坚持中西医并重，传承发展中医药事业"。中医药院校要实现医学生的全面发展，必须加强人才队伍建设。职业道德、职业意识、职业技能是职业素养的三个构成要素，是医学生应具备的基本职业素养。加强职业素养教育是新时代医学生全面发展的本质要求。

1. 医学生只有具备良好的职业道德才能实现全面发展

职业道德是一种道德准则，其概念有广义和狭义之分。广义是指从业人员在职业活动中应遵循的行为准则，涵盖了从业人员与服务对象、职业与职工、职业与职业之间的关系。狭义是指在一定职业活动中应遵循的、体现一定职业特征的、调整一定职业关系的行为准则和规范。职业道德具有调节人际关系、维护和提高行业信誉、促进行业发展、提高社会道德水平的作用。新时代，医学生应规范职业道德，热爱本职工作，忠于职守；实事求是地待人做事，不弄虚作假；履行对社会、对他人的义务。树立职业道德是医学生未来发展的基础，没有职业道德的人，是不可能有很好的发展的。

2. 医学生只有具备较高的职业意识才能实现全面发展

职业意识是对工作的认识、评价、情感、态度和心理的综合认知反映，主要包括奉献意识、竞争意识、协作意识、创新意识等。职业意识影响医学生的就业和择业方向，医学生必须确立明确的职业目标，要有实现目标的进取心，并要围绕目标开展工作。良好的职业意识有助于满足工作对象的正当需求，医学生只有具备良好的职业意识，才能有很好的发展。

3. 医学生只有具备较强的职业技能才能实现全面发展

职业技能是指医学生将来就业所需的技术和能力，是促进个性发展的手段。医学生应培养自己的职业兴趣，强化自身的职业能力，在日常学习

和生活中树立职业理想，提高职业素养，促进全面发展。

三、新时代中医药事业振兴发展的使命要求

2022年3月，国务院办公厅印发了《"十四五"中医药发展规划》（以下简称《规划》），对"十四五"时期中医药工作进行了全面部署，具体包括四大原则、七大目标、十大重点任务等。其中，十大重点任务是对新时代中医药事业振兴发展的使命要求，完成十大任务，对新时代中医药事业振兴发展具有重要意义。

（一）建设优质高效的中医药服务体系

建设好服务体系是中医药事业发展的"根基"，目的是更好地提升服务能力。构建这一体系，既要打造中医药"高地"，也要为基层中医药服务"强筋健骨、固本培元"，建立健全"有团队、有机制、有措施、有成效"的机制，为保障百姓健康贡献力量。

（二）提升中医药健康服务能力

《规划》的主要发展指标着眼于增加中医药服务供给，服务新时期人民群众的健康需求，推动中西医协同发展；开展中医特色重点医院建设，巩固扩大特色优势；推进中医"治未病"健康工程升级和中医药康复服务能力提升工程，不断拓展中医药服务功能。

（三）建设高素质的中医药人才队伍

人才是中医药发展的第一资源，党的二十大报告中，以习近平同志为核心的党中央把中医药发展工作摆在了更加突出的位置，要求不断加强中医药人才队伍建设，不断完善中医药人才发展顶层设计，快速扩大人才规模，显著增强人才质量和使用效能，补齐短板，加快各级各类中医药人才培养，建设高素质的中医药人才队伍。

（四）建立高水平的中医药传承保护与科技创新体系

中医药文化是中华民族的瑰宝，传承和创新中医药文化对新时代中医药事业的振兴发展至关重要。中医药文化有着悠久的历史，经过数千年

无数天资聪慧、勤奋好学的中医药人的沉淀才有了今天的辉煌成就。传承和弘扬中医药文化是时代赋予我们的责任，然而再好的文化不去创新也会颓废不起，甚至被时代所抛弃，所以必须建立高水平的中医药科技创新体系，这是时代赋予我们的使命。

（五）推动中医药产业高质量发展

要充分发挥中医药资源的独特优势，进一步激发和释放中医药的功能和价值，推动中医药传承创新发展取得新进展、新成效；要秉持科学，守正创新，用现代科学来解读中医药，推进中医药现代化发展；要完善制度，强化管理，加强中药资源法规建设，加大监管执法力度，保证中药资源的可持续利用；要挖掘瑰宝，传承精华，做好中医药资源的发掘、保护和传承，推动中医药事业和产业的高质量发展。

（六）发展中医药健康服务业

要规范中医药养生保健服务，提高百姓的身心健康和生活质量；发展中医药老年健康服务，为老年人看中医提供便利；要拓展中医药健康旅游市场，以弘扬中医药文化为主线，提高游客的旅行乐趣；要丰富中医药健康产品供给，让中医药健康产品走入生活，促进百姓健康。

（七）推动中医药文化繁荣发展

要加强中医药知识传承，普及中医药技术，加大中医药人才培养力度，与旅游、养老、生态互联网相结合，推动中医药文化事业繁荣发展。

（八）加快中医药开放发展

要贯彻落实《推进中医药高质量融入共建"一带一路"发展规划》，深化中医药对外交流合作，实施中医药国际合作专项，扩大中医药国际贸易，高质量建设国家中医药服务出口基地。

（九）深化中医药领域改革

要以深化改革创新为引领，推进中医药事业高质量发展，注重提高中西医结合诊疗水平，推动中医与西医相互补充、协调发展，满足人民群众的健康需求，建设优质高效的中医药服务体系，加强中医药特色人才队伍建设，夯实发展根基。

（十）强化中医药发展支撑保障

要支持中医药机构发展，促进中医药产业发展，支持中医诊疗技术发展，完善适合中医药特点的医保支付方式，支持中医药服务模式创新、中药材产供销一体化发展，提高中医药机构医保基金使用效益。

第三节　新时代中医药文化育人的时代根据

一、中国特色社会主义事业持续发展的需要

高校开展文化育人是坚持中国特色社会主义文化道路的表现，是坚定文化自信的表现，是实施文化强国战略的表现。开展文化育人，有利于激发全民族的文化创造力，有利于建设社会主义文化强国，有利于推动社会主义文化发展，有利于推动思政教育学科发展。

（一）中医药事业发展需坚持中医药文化自信

西方现代科技发展百余年，早已驶入快车道，而中医药则受到强大冲击，危机重重。回看中医药发展面临的危机，本质上是中医药文化的危机。因此，中医药事业的振兴必须从坚定中医药文化自信做起，从发扬优势做起。只有这样，才能掌控中医药发展的潜力。

中医药文化自信包括对中医药文化核心思想观念、生命价值观、健康理念的高度认同，对中医药认知思维模式创造的科学知识体系的高度认可，对临床诊疗技术的高度信任和对中医药临床疗效的坚定信心。这份自信不需要表面的华丽辞藻或者赞美褒扬，而是以确实可靠的疗效、坚实可信的学术研究作为支撑。中医药文化自信可以从以下几方面进行理解。

1. 历史自信

中医药文化历史悠久，从远古的神农尝百草、伏羲制九针、岐黄论医

道，到今天的艰难探索，逐渐创造出博大精深的中医药文化、独特的医学体系和精湛的诊疗技术，为中华民族的繁衍昌盛做出了巨大贡献。

2. 观念自信

中医药文化的核心思想是"天人合一"、整体观，这也是中国传统文化的核心价值观。它既强调人与自然的同一性、相应性、互动性，更要求人对大自然必须有敬畏之心。"天人合一"、整体观、"治未病"等医学观念和医学思想历久弥新，对人类的可持续性发展具有指导性作用。

3. 理论自信

中医药虽未形成像现代科学那种相对精确的学术理论，但从实践中逐步形成了阴阳学说、脏腑学说、经络学说、气血津液学说等一套能够指导临床实践、较为完整的系统理论，在认识人体健康和疾病方面起着以简驭繁的作用。

4. 方法自信

中医药的象思维、直觉、顿悟等思维方法和望闻问切、汤药、针灸等诊疗技术，是一套操作性强、行之有效的方法，在诊疗过程中常常起到以不变应万变的效果。

5. 疗效自信

中医药经过几千年的实践，对多种常见病、多发病、疑难病证都有稳定而确切的疗效，完全可以让患者放心地接受治疗。中医药在抗击新型冠状病毒肺炎（以下简称新冠肺炎）中取得的成就举世共睹，不仅让中医药从业人员看到了中医药的美好前景，增强了为之奋斗的信心，而且在社会上产生了较大影响，让人们看见了异乎寻常的中医药，从而自信地选择中医药诊疗。

（二）中医药文化是中医药事业蓬勃发展的精神底蕴

文化育人，即"以文化人"，以优秀的文化涵养人，重在"化"。"化"就是培养。教书育人、管理育人、环境育人就是通过不同层面和途径引导学生成长。中医药文化是连接历史与未来的纽带，其所蕴含的精神底蕴对医学生的人格塑造是由内而外、从根本上的浸润和滋养。

1. 中医学与儒家文化

春秋时期的孔子，远宗尧舜治国之道，近守周朝典章法度，上效法天时自然的运转规律，下因袭水土万物化育的道理，宣扬孝悌，倡导仁义，形成了以道德教化实现济世治国理想的学术流派——儒家。在孔子看来，儒家的核心就是"仁"。仁者，就是有仁爱精神的君子。

这种仁爱精神是以家族关系逐步向人类社会展开的。人首先要有孝悌之心，防疾尽孝，敬顺父母。这是以人为本的表现。其次要以生命为本、以义为上。孟子明确提出"养生"的概念，认为让百姓身有所安、命有所养是王道的开端。君王以民生为养，百姓也自养其身。孟子认为，万事都要有根本，而身体的根本是心。所以养生首先要养心，更要善养浩然正气。

"不知医不足以为孝子"的思想肇端于孔子，在中医经典《黄帝内经》《伤寒论》中有所继承，发展并确立于北宋。宋代将医学教育纳入国家教育体系，鼓励儒者学医，形成了读书人亦儒亦医的社会风潮。政和七年（1117年），朝廷兴建医学，教育培养各类人才，让学习儒术的人精通《黄帝内经》，了解诊疗理论，用于治疗疾病，这样的人才叫作儒医。"医圣"张仲景，金元四大家的张从正、朱丹溪都是儒医的代表人物。在儒医看来，"医乃仁术""仁以医显，知医为孝""不为良相，则为良医""仁者寿，知者乐"，是从医者必须遵守的，它对后世医者的形象具有深刻影响。

2. 中医学与道家文化

道家文化源远流长，影响深远。中医学与道家文化有着密不可分的联系。道教提倡"道法自然""治之于未乱""少私寡欲""形神合一"。老子主张自然无为、持气致柔；庄子追求达生忘我、抱神以静。老庄的养生哲学成为中国道家养生的源头与核心思想，对中医学和养生学的发展产生了深远影响。道教的发展不仅推动了中医学整体观念的构建和治疗法则的确立，也是中医学"治未病"思想的直接来源。

在中国传统文化长河中出现了一大批兼通医术的道教名士，他们不仅把老子尊为道教的教祖、视《道德经》为创教经典，还推动了中医学的发展。譬如晋代的葛洪、南朝的陶弘景、唐代的孙思邈和王冰、宋代的王怀隐、金代的刘完素、清代的傅山等，他们重实践，讲自修，见解独到，常有手到病除的独特疗法，在中医学的各个领域都有突出的成就，对中医学的发展做出了不可磨灭的贡献。药王孙思邈撰写了中医学史上第一篇专门论述医德的文章——《大医精诚》，告诫医生应精勤学习，提高医技，仁爱病者，一心助人。这些要求不仅规范了医德，而且对当代的医生仍具有积极的教育意义。

中医学与道家文化都吸纳了先秦易学思想与诸子哲学，在形成与发展过程中互相借鉴、密不可分。

（三）中医药文化是中医药事业蓬勃发展的智力支持

多年来中医药一直给人一种"慢郎中"的印象，似乎只能治疗一些慢性病，不能治疗危急重症，但事实并非如此。

1. 危急抗疫彰显成效

中医药在抗击新冠肺炎疫情中彰显实力，其刻板印象被打破，能够打硬仗的光辉形象被树起。中医药的理念、学说和方法，如"天人合一"、阴阳学说、五行学说、藏象学说、经络学说、精气学说，以及气血津液、病因病机、治则、方药等都产生于几千年前的古代，在这次备受肯定和关注的大背景下，中医药应努力探索与大数据、物联网、云计算等结合的路径和方法，实现中医医疗服务全程数字化，使中医药的整体观、象思维和辨证施治进入精确化、标准化和现代化的新时代。中医药领域的专业人士应充分利用现代数字网络媒体，创办面向世界的中医药传播平台，为各国民众传播中医药科学文化知识，提供中医药信息，实现自我发展壮大的目的。

2. 文化传播走向国际

党的十八大以来，以习近平同志为核心的党中央坚持中西医并重，把中医药摆在了国家发展战略的重要位置，中医药事业发展步入快车道。中医药作为我国优秀传统文化的重要组成部分，在推动中国文化"走出去"、提升中国国家形象、塑造良好国家间关系等方面发挥出越来越重要的作用。中医药事业兼具实在性和建构性，作为一种产业的中医药，在大健康领域中扮演着重要角色；作为一种文化的中医药，在人文交流、民心相通领域发挥着不可替代的功能。

中医药在抗击新冠肺炎疫情中发挥了重要作用。习近平总书记指出，中西医结合、中西药并用是这次疫情防控的一大特点，也是中医药传承精华、守正创新的生动实践。

《中国中医药文化发展报告（2020）》根据谷歌趋势（Google trends），自2013年9月"一带一路"倡议提出以来，至新冠肺炎疫情期间，中医药的搜索热度呈现相对走高态势。通过主题聚类发现，文化传播是核心议题。从研究对象看，中医药大体被划分为两类——作为文化的中医药和作为产业的中医药。这两点恰恰是未来国家医药事业蓬勃发展的重要支撑。由此可见，中医药的文化维度正日益受到重视，并付诸实现。

二、培育中国特色社会主义时代新人的需要

我国高等教育肩负着培养德、智、体、美、劳全面发展的社会主义事业建设者和接班人的重要任务，高等教育事业的着力点不能离开两个基石：一是关于科学知识体系的传承与创新；二是关于思想观念的澄清和引领。追求真理，崇尚科学，勇于知识创新，善于知识传授，是人类进步的基础，是一个国家发展的根本动力，任何一个忽视科学知识和技术的国家都无法跻身于世界强国之林。但是科学知识和技术都需要一个方向盘，这样才能为推动人类进步、为个人的全面发展创造条件。唯有价值观的澄清和引领，才能给知识以方向，才能将科学之真导向人心之善。

大学生是民族的希望和未来，他们既是文化的承载者，又是文化的传播者。中医药院校是中医药事业的摇篮，肩负着救死扶伤的重任，如何

培养出高素质、高水准的中医药学子，关乎国家卫生事业发展的大计和未来。这其中尤为重要的是紧贴中国特色社会主义新时代对中医药人才的培养要求，即思想政治素养高、人文关怀意识深、职业理想信念强。

（一）思想政治素养高

所谓"大医"，不仅要"精于术"，更要"仁于心、诚于道"。对于道与术的共同高标准，正是传统中医药文化对习医者提出的严格要求。医道是"至精至微之事"，习医之人必须"博极医源，精勤不倦"，但高超的专业技能只是成为"大医"的充分条件。凡大医者，以"见彼苦恼，若己有之"感同身受的心，发"大慈恻隐之心"，立誓"普救含灵之苦"，且不得"自逞俊快，邀射名誉""恃己所长，经略财物"，说明具有高山仰止的品德是成为"大医"的必要条件。当代大学生成长于物质相对丰富的年代，缺乏对物质贫乏、艰难困苦的认识。同时他们生活在一个挑战与机遇并存的中国特色社会主义新时代，具有强烈的进取心和竞争意识。他们习惯于接受网络信息，通过新媒体解决生活中的难题与困惑，但缺少对海量信息正确与否的分辨能力。他们有着新时代青年的思想与冲动，但也存在批判与消极冷漠并存的情况。同时由于时代环境和教育对象的改变，思想政治教育也发生着深刻的变化。随着中国特色社会主义进入新时代，实现中华民族伟大复兴的中国梦和建设社会主义现代化强国是新一代青年人应当树立的远大理想。新时代中医药高等教育要将"立德树人"的思想与"大医精诚"的价值观相融合，贯穿于中医药人才培养的全过程。

（二）人文关怀意识深

人文学科集中体现人文精神，关注的是人类价值和精神表现。有人将人文精神等同于人文思想，"所谓人文的思想即指对于人性、人伦、人道、人格、人之文化及其历史之存在与其价值，愿意全幅加以肯定尊重"。中医药文化涵盖了医家对人的尊严和人格的尊重与关切，既包括人的自尊，也包括对理想人格的追求和对患者的尊重。所以中医药文化的人文精神以尊重生命、维护健康、救死扶伤为基础，包括以患者为中心、尊重人的健康权利、遵守医学职业道德等。近代以来，随着物理、化学、生物等技术的快速发展，中医药发展迅速，先进的医疗仪器层出不穷，且不断更新换代，冠以科学的中医药理念取代了科学性与人文性兼容的传统中医药学概念，中医药教育中的人文教育逐渐边缘化。

加强中医药人文教育、厚植人文精神是中医药高等教育的本质要求。中医药院校开展思政教育，有助于医学生人文精神的确立。在思政教育实践中，要有意识地将马克思主义信仰、共产主义理想和社会主义核心价值观与医学生的人文精神引导有机融合，加速其人文知识的内化过程，促进其树立人文精神。

（三）职业理想信念强

高等院校的思政教育致力于培养学生树立坚定的信仰和远大理想，将实现自我价值与社会价值有机结合。中医药院校的学生不仅要树立共产主义的理想信念，还要树立牢固的职业理想信念。理想信念教育的目标不能仅仅依赖平时谈话和课堂授课来实现，对青年学生来说，树立信仰是一个复杂的心理过程，要有长期的全方位的影响，方能巩固信仰根基。医学生课业繁重，涉及学科较多，复杂的职业体验会给学生带来迷茫和困惑，此外较高的职业预期也会让他们产生消极悲观的情绪和职业恐惧。因此，在培养医学生专业素养的同时，更应注重培养其尊重生命、热爱工作的职业道德素质。树立职业信仰也包括正确生命观的确立，医学生将从事的是与人的生命健康相关的工作，生命教育十分关键。在生命教育中，应当引导学生既尊重自己的生命，也尊重他人的生命，在珍视自己生命的同时，不轻贱他人生命，应当努力在学术上有所成就，为人类健康提供更好的服务。医学生的生命教育，不仅要有对生命持积极态度的教育，还要有对死亡持正确态度的教育，并强调死亡尊严教育，以利于学生在职业生涯中健康成长，并能尊重患者的生命和意愿，实现对人的终极关怀。

要培育中国特色社会主义时代新人，必须高举中国特色社会主义伟大旗帜，深入学习贯彻党的二十大精神和习近平新时代中国特色社会主义思想，全面贯彻党的教育方针，以社会主义核心价值观为引领，加强思想政治教育，培养爱国奋斗精神，扎实推进文化育人，促进医学生健康成长成才。

三、新时代思政教育方法拓展的需要

培育价值观是大学生思想政治教育的重要任务。中医药大学生与其他非医科院校的大学生在基础教育等方面有一定的相似性，但受中医药专业教育的影响，其中还包含中医药传统文化教育。加强中医药传统文化教育是培育医学生正确价值观的必由之路；将中医药优秀传统文化融入医学生思想政治教育是当下的重要任务。

思想政治教育应弘扬优秀传统文化，为医学生培根铸魂，在中华优秀传统文化中寻找与传承中华民族所具有的文化基因。中医药文化经过历史的积淀，其人文性更能增强学生对文化的认同感，尤其是医学生，有助于巩固中医药的历史地位和影响力。中医药文化的精髓与思政教育目的的一致性和与学科专业的相容性，是顺利融入大学生思政教育的重要原因。

受传统观念的影响，人们更重视专业素质的培养，而往往忽视了思想政治教育的作用。如今，国内外形势瞬息万变，在大量西方文化思潮和价值观念的影响下，一些大学生在职业信仰、理想信念、价值取向等方面出现了迷茫；在诚信为公、社会责任、团结协作等方面表现出淡薄缺失。中医药人才培养的目标是基础深厚、医术精湛、医德高尚并富于人文情怀，但事实并不尽如人意。加之国际上对中医药效果的怀疑和"误读"，以及紧张的医患关系和社会普遍关注的"医德医风"等问题，对中医药院校的思政教育提出了新的要求。

（一）良好的文化氛围是塑造人才的重要因素

天人关系是思政教育无法回避的命题。天，即环境。在处理环境与人两者关系时，要想实现和合，就要将天人思想内化映射为具体的主客体关

系，针对客体的不同，主体应采取因地制宜的方法顺应客体环境。例如，大环境与思政教育工作者的关系、教育者的关系；学校与学生的关系；新的思政教育平台与受教育者之间的关联特点等，都不可避免地因社会发展和时代变迁而发生变化。因此，中医药院校的思政教育也随之而迎来新的挑战。

另外，现代科学技术的发展对中医药院校的思政工作提出了新的挑战。加强思政教育网络建设，将传统教育与新媒体等有机融合成为中医药院校思政教育的途径。中共中央、国务院《关于进一步加强和改进大学生思想政治教育的意见》明确指出："主动占领网络思想政治教育新阵地，要让网络成为教育工作者的工具，发挥其弘扬主旋律、开展思想政治教育的积极作用。"因此，要结合理论与实际，构建大学生网络思政教育新模式，形成线上与线下相结合的思政工作运行机制。一方面，思政教育主阵地建设应包括弘扬社会主义核心价值观，注重发挥中国特色社会主义先进文化的作用；另一方面，要提高受教育者在网络中的主体自觉与自律，营造健康的网络环境。同时，思政教育工作者要不断改进方式方法，突出思政教育的时代性。

（二）新型师生关系是塑造人才的潜在动力

除环境与人的关系外，人与人之间的关系是"和合"思想的另一重要内容。在思政教育中，人与人之间的关系主要是指思政教育工作者与受教育者之间的关系。以往的思政教育多强调"塑造"，当前，教育工作者要转变教育理念，变"塑造"为"引导"，注重教育对象的个性与特点培养，以适应社会对创新人才的要求，既不忽视教师的主导作用，也不轻视学生的主体作用。"和合"思想提出的要求是和而不同、共同发展，是要全面了解受教育者的身心发展特点，掌握受教育者的身心发展规律，这是保证思政教育有效性的基础。

当代青年学生最为突出的特点是个性鲜明，网络文化、多元文化对他们的思想观念、生活方式产生了极大的影响，并使其世界观、人生观、价值观在一定程度上呈现出多元化倾向。对此，思政教育工作者必须对受教育者的个性与需求有清晰的了解，直面社会现实，重视学生思想实际，解答学生的问题困惑，贴近学生日常，倾听学生的心声，剖析学生的真实想法，确保沟通顺畅，增强教育的针对性。此外，教育对象的意识形态和身心健康同样需要关注，要重视受教育者的情感、意志、兴趣等个性特点及变化，使学生确立正确的世界观、人生观和价值观，让思政教育与专业教育并驾齐驱。

（三）创新思政教育是塑造人才的鲜明底色

与源远流长的其他传统文化一样，"和合"思想也是在中华民族的发展过程中不断积淀、延伸和发展而形成的，带有不同社会形态和各个历史时期的烙印。在新时代背景下，要将"和合"思想融入思政教育实践，就必须科学辩证地面对"和合"思想的整体文化系统，将其作为思政教育创新的引领。

1.需回归初心

教育的初心就是培养大写的人、舒展的人和全面发展的人，使人的生命通过教育更加情韵悠长。教育的初心就是鲁迅所说的"立人之事业"，就是雅斯贝尔斯所说的"教育是人的灵魂的教育，而非理性知识的堆积"。教育的初心应该是具有人类终极关怀的有信仰的教育，它的使命是塑造终极价值，使学生成为有灵魂、有信仰的人，而不只是单单成为具有一定特长的准职业者。专业知识教育的重要意义不可否认，但教育不能只关注智力因素，否则就会背离教育初心，违背教育规律。只有深化对教育本质和功能的认识，遵循教育规律，回归教育初心，才能把学生培养成德、智、体、美、劳全面发展的社会主义建设者和接班人。

2.需回归生命

教育面对的是一个个独立的生命体，作为成长中的人，他们有强烈的情感渴求。思政教育不能用工业生产流水线上的标准来设计学生的生长过程，而应允许每个学生的成长经历都具有其特质，对每个学生给予最适合的教育和个性化帮助。教育工作者应为学生做的只有两件事：一是指明方向，二是提供动力。学生有了方向、有了动力，才会有责任和担当。

3. 需回归时代

在传统教育观念中，中医药院校就是培养中医药专门人才的基地，"专才培养"的成功与否似乎成为办学效果好坏的唯一标准。在应试教育的大背景下，中医药人才培养模式以书本、课堂、实习为中心，以"灌输式"方式为主导，强调专业对口，而缺少了协同育人的环节，缺少了综合素质的培养；更强调理论积累，而缺少了科研实践；强调共性管理，而缺少了个性发挥。这种模式培养出来的人才存在知识结构单一、专业面向较窄、创新意识不强、动手能力较差、职业素质不高、适应能力较弱等不足，影响了中医药事业的发展。在中国特色社会主义进入新时代的今天，如何在求本中寻求志远，获取前沿知识，培养全面发展的中医药人才是中医药教育工作者的重要课题。

深挖传统中医药文化中蕴含的思想观念、人文精神和道德规范，将其融入学生教育的全过程，以中医药文化涵养大学生的心灵，营造人人学中医、讲中医、爱中医的文化氛围，引导广大教师以德立身、以德立学、以德施教，坚持教育与育人相统一、言传与身教相统一，担当学生成长的指导者和引路人。在课程思政教育中，挖掘中医药的医德、优秀传统文化和时代楷模案例，用案例知敬畏，用典故明道理，用先贤树榜样，用现状讲使命，增强专业课的育人效果。

大学是文化传承与创新的主要阵地，是文化育人、引领文化发展与推进创新的重要源泉。在习近平新时代中国特色社会主义思想的指导下，中医药院校应根据自身的特色优势，采用传统中医药文化创造的精神财富来以文化人、以文育人，让中华民族的文化基因在广大青年学生中生根发芽。

第四节　新时代中医药文化育人的现实境遇

一、中医药文化育人意识有待增强

文化育人是在一定的社会历史条件下人们所开展的关于人自身的认识和改造活动，是处于一定的内外部环境中，以其为前提并受其制约。因此，大学文化育人功能的实现，必然会受到社会历史、育人环境、育人主体的思想认识和实践水平等因素影响。

（一）社会综合环境的孕育

大学作为教育的子系统，是社会历史发展的产物，能从不同层面和角度反映社会经济、政治、文化的发展趋势。在讲开放、求高效的时代，因社会转型和教育体制改革，一些领域不可避免地会受到功利主义价值导向的影响，大学内部的功利化倾向也逐渐显现出来，例如重物质利益、工具价值而忽视精神情感、人文需求、本体价值等内在目标。

大学如果不断谋求自我利益，就会加剧功利化取向，一方面不能为本体教育提供足够的教育教学条件，难以培养出拔尖人才；另一方面，占用学校主体教育教学资源，校园人员和层次复杂，教育效果不能保障，文化氛围可能会被弱化，与大学"象牙塔"的独特气质不相适应。过度追求经济利益，而忽视精神传承和品质培育，则与大学知识传播、人才培养和服务社会的基本理念背道而驰。

（二）学校引领作用的发挥

中医药文化宣传需将育人精神内化于学生的日常管理与教育当中，以提升育人成效。但有的院校未能充分发掘其得天独厚的中医药文化资源，所蕴含的医德医风、仁心仁术思想与文化宣传育人结合得不够紧密，难以吸引人、鼓励人、感召人，文化宣传育人引领不够鲜明。有的院校未将育人精神内化于文化宣传，或没有对育人精神进行凝练和升华，使得宣传工作不够深入。

为此，要加强中医药院校的文化宣传育人引领，将学校的办学理念、历史传承、校训校风、专业特色等润物无声地渗入学生的灵魂，在宣传文化的品牌建设上、在落实学校专业的基础上，通过实践、凝练、提升、总结，增加富有专业特色的宣传育人模式，提高中医药院校文化宣传育人的引领力。

（三）学生自我意识的引领

医学生是传承和发展中医药事业的主力军之一，为了解医学生的中医药文化素养，提升其文化素养，成都中医药大学采用问卷星形式，对成都中医药大学2970名学生进行了调查。结果显示，大部分医学生的中医药文化素养处于中等及良好状态（占73.06%），74.41%的学生对中医药文化的核心内涵不甚了解；22.55%的学生自评为较差；80.81%的学生愿意接受大医精诚的养成训练；84.85%的学生对中医药治病救人表现出极大兴趣。调查得出，学生普遍对中医药文化有较强的信念感，但中医药文化素养水平中等，阅读量少，古籍阅读困难，中医思维有待强化，科研兴趣一般，学习功利性目的较强，这与中医药文化传播力度不够大、临床实践与学术交流机会较少等外部因素有关。因此，有必要从个人和学校内外两个层面优化培养方案。

二、中医药文化育人资源有待挖掘

高等院校是主流思想舆论的宣传前沿，是培养具有坚定马克思主义理想信念和社会主义道路、理论、制度、文化自觉与自信的新时代青年的重要阵地。但当前，高校主流思想舆论宣传正面临严峻考验。

随着现代通信技术的快速发展和信息传播媒介的更新迭代，新媒体矩阵层出不穷，移动互联技术正构建起一个纷杂的多元舆论生态环境。此外，信息化和经济全球化为不良思想言论及错误价值观念的传播提供了条件，外来思潮、外来主义、外来宗教的不断渗透，不可避免地对高校主流舆论宣传和传播产生冲击。面对错综复杂的大学生舆情生态，有的院校未能把握宣传工作的新问题、新要求，未能准确掌握舆情引导的时、效、度，主流思想舆论的宣传阵地建设凸显乏力。

（一）中医药文化宣传"主流声音"偏少

主流媒体的中医药文化宣传主要分为三个方面：一是常规性动态新闻报道；二是以中医药为主题的公益宣传，包括主题海报、中医药知识等；三是有特色的专栏专刊。主流媒体的中医药文化宣传偏少，究其原因，主要是对中医药文化的重要性认识不足，没有认识到中医药文化在提升文化自信方面的重要作用，没有准确把握中医药在"健康中国"战略中的重要作用，没有认识到中医药文化在促进中医药发展、提升公众健康素养中的重要作用。

（二）中医药文化宣传平台建设"势单力薄"

宣传平台是推动中医药文化传播、提高公众健康素养的主阵地，一个好的平台对中医药文化宣传具有非常重要的推动作用。目前，以中医药文化传播为主要任务的平台较少，较为突出的是天津中医药大学中医药文化研究与传播中心，但尚显势单力薄，专职人员缺乏，难以形成长效、持久的影响力。

（三）低质网络文化对中医药文化宣传的弱化

客观来说，网络文化的丰富性、开放性、互动性对高校的文化育人具有积极作用。网络文化是松散的、随意的，是对传播内容不加筛选的外向型自主文化，一些低质、消极的网络文化会大大削弱主流文化的正向传播效果。消极的网络文化具有受众广泛、传播迅速、危害成本低廉、网络舆情突发、危害结果严重等特点，极易消解人的政治情感，危及道德底线，诱发心理疾患，弱化法律意识，滋生犯罪行为。大学生正处于价值观、人生观形成的关键时期，低质无品、消极的网络文化信息犹如"毒瘤"，在很大程度上弱化了主流文化的育人效果。

（四）中医药文化宣传未形成合力

中医药文化宣传不仅需要深厚的文化底蕴和扎实的专业基础，还要有灵活的表现形式，要从专业角度去解读。目前，中医药文化宣传存在形式较单一、内容说服能力较差、受众参与度较低、新媒体利用不够等问题，使得中医药文化宣传无法实现"立体"传播，不能形成合力，达到最大的传播效果。

（五）中医药文化宣传长效机制有待建立

中医药文化宣传是长期的系统工程，绝非一朝一夕之功。这就需要建立长效机制，以保证其正常运行，并发挥预期功能。然而，从中医药文化宣传现状看，距离这一目标仍有不小的距离。最主要的宣传主体少，特别是以中医药文化宣传为主要功能的主体太少。更需重视的是，其运行属于公益性质，某种程度上依赖参与者对中医药宣传的热爱和责任心，如果没有一套行之有效、长期实施的奖惩制度，则难以促进中医药文化的传播。

三、中医药文化育人机制有待健全

中医药文化以其独特魅力影响着人类医学的发展方向，更是提升软实力的重要载体。高校文化育人实践是一项庞大的系统工程，每个人都是实践主体，每个机构和部门都承担着育人职责，每个理念、精神、行为、活动，甚至一草一木都具有育人功能。要确保高校文化育人功能的有效发挥，就必须建立一套与之相适应的育人机制，善于运用文化在中医药发展过程中的先导作用。

对于人才培养，知识是基础、是载体，能力是体现、是升华，素质是核心、是终极目标。爱因斯坦在《论教育》中指出："学校应该永远以此为目标：学生离开学校时是一个有和谐个性的人，而不是一个专家。"这里所说的和谐应是知识、能力和素质的协调发展。目前，高校中还不同程度地存在专业教育与素质教育、思政教育"两张皮"的现象，对思想品德和人文素质教育重视不够，素质教育理念不够深入，教育内容不够生动，教育方法和手段不够丰富，学生参与度不高，未能很好地形成有效的文化育人合力，导致教育效果不佳。

（一）中医药特色育人不够鲜明

目前，中医药教育虽然取得了一定成效，但在人才培养过程中，培养目标与质量要求如何适应新时代中医药发展对人才的需求，如何将深厚的中医药理论与传统知识融入专业人才培养，使其有别于其他领域的同类人才，发挥中医药的学科特色和传统优势，更好地满足行业发展需要仍是较突出的问题。另外，虽然大部分中医药院校的教学资源不断丰富，但具备中医药特色的资源平台建设尚显薄弱，不能有效适应"互联网＋"的发展要求，无法充分满足学生对教学资源多样性与自我学习的需要，无法充分满足"一带一路"倡议的需求，以及中医药教育在世界范围内广泛推广的需要。

（二）管理协同育人亟须协调

协同育人是一项系统工程，高校的教育主体众多，校内教育主体包括学校、职能部门、院系等，教育者包括教师、管理人员和学生等；校外教育主体包括政府、行业、企业、科研院所、家庭、社会等，对此需打破条块分割、各自为政的管理体制，加强多个主体之间的协同，实行育人工作的整体联动，建立集学校、职能部门、院系等于一体的多层级管理体制和多部门联动机制，通过学校内部各部门的协同及教育者的协同，学校内部各部门、院系之间通力合作、整合资源、协同教育。

目前，学校各机构从精神文化、行为文化和物质文化等方面渗透中医药文化还不够深入。中医精神文化包括中医药的哲学观念、思维方式、医德伦理，是中医药文化的核心部分。中医行为文化包括医事制度、行医方式和诊疗方式等。中医物质文化是指在中医药发展过程中人类所创造的物质产品及其所表现的文化。这是中医药文化核心价值观在中医药从业人员行为上的具体体现，是人们中医药实践的行动指南及处理各种关系的行为模式。要建立教师、辅导员、管理者和学生的协同机制，开展多渠道、多方位、多层面的文化协同，使育人资源得到充分发挥，育人工作更为有序，育人效果最大化。

（三）学生社团育人仍需提升

大学生社团通常以兴趣爱好为导向，是大学生以自愿为原则，自由发起的群众性组织。由于缺乏有效的指导与引导，大学生社团存在成员流动较大、理论深度不够、组织纪律性不强等缺点，这种传统的社团模式不利于文化育人的需求。

首先，大学生社团以学生为主，师生互动不够。多数社团是由学生自发形成的兴趣社团，虽然按照要求需配备指导老师，但一般缺乏专业导师的融入，故而存在一定的自主性、盲目性，缺乏有益的文化导向。

其次，学生之间多为情绪、举止方面的浅层交流，文化引导不够。大学生社团的成员一般年龄相近，有共同的爱好、价值观和文化背景，彼此间有共同语言，比与指导教师沟通更容易。但大多数社团没有做到思想上互相交流、情绪上相互感染、行为上相互模仿，没有以文化为内核，形成意志、信念、行为更深层次的认同。

最后，注重实践，忽视文化交流。大学生社团主要是开展相关兴趣活动，或者锻炼能力、扩展交际圈，因此，更重视活动的开展和实践体验，往往忽视文化的交流。

四、中医药文化育人体系有待平衡

所谓"大医"，不仅要"精于术"，更要"仁于心、诚于道"。对道与术的高标准，正是中医药文化对习医者提出的严格要求。在一段时间内，中医药院校"立德树人"的教育思想与"大医精诚"的价值观取向融合不够；学生专业思想不够稳定，知识向信仰转化动力不足；德育评价机制不够健全等问题比较突出。

（一）大众认知体系中地位虚化

中医药不仅蕴含着丰富的医理、药理，具有特有的理论体系，还涉及认知方式、思维模式、健康习惯等多个方面。近年来，中医药文化在传播过程中受到信息传播偏差、自媒体断章取义、部分机构夸大疗效、不法分子打着中医旗号实施诈骗等影响，使中医药文化在民众心中的形象大打折扣。

1. 国内社会传播的认知缺失

纵观网络热点事件可以看出，不少媒体从业人员在报道中医药信息时缺乏一定的专业知识，使中医药相关报道存在信息偏差。比如，"连花清瘟"报道为"莲花清瘟"，使公众产生疑惑。另外，中医药存在一定的认知门槛，导致中医药领域存在医学专业知识与传统民俗文化界限不清的情况，公众日常接触的中医药文化信息不够严谨，业界及媒体传播时未考虑周全受众对信息的接收效果。受此影响，中医药文化在传播中被泛化，公众接收信息时往往依据生活经验进行判断。这不仅动摇了行业公信力，也在一定程度上阻碍了中医药文化传播的落地。

2. 国际传播的现实困境

随着疫情在全球蔓延，中医药积极助力海外疫情防控。海外医疗机构积极邀请中医药有关单位分享中医药参与疫情防控的经验，欧美国家出现了"抢购板蓝根颗粒"等热点话题，反映出海外民众对中医药的接受度与认同感均有所提升。此次突发公共卫生事件，让中医药在海外展现出独特的魅力，推动了中医药文化在海外的传播。

但中医药"走出去"仍"长路漫漫"，中医药海外传播的困境主要表现在三方面：一是受政治经济和意识形态的影响。个别西方国家打压中国，利用舆论抹黑中国形象，质疑中国制造产品，造成许多海外民众对中医药不认可。二是受不同国家观念文化差异的影响。东西方存在很大的文化差异，由此造成中医药在海外长期受到西医学的排斥。三是受不同国家的法律法规限制。例如中药在西方国家上市需取得当地的药品认证或注册批文，而以西方的审评体系做标准，很多中药难以获得许可。因此，中医药"走出去"仍任重而道远。

（二）高校人才培养体系内动力不足

1. 人文学科呈滞后态

大多数中医药相关专业中的"医学伦理学""医学心理学"等人文课

程仅作为选修课，课堂讲授以理论灌输为主，教学方法滞后，难以引起学生兴趣。加之临床实习缺乏有效引导，导致学生很难将医学人文理论用于临床实践。有的院校缺少职业素养教育，虽然在教学及实习中会有相关培训，但讲述笼统而空泛，学生难以得到良好的职业素养教育。

2. 专业热情不够高

以外语为例，有调查显示，约1/3的在校医学生觉得外语课较少，不能满足学习需求。导致这一现象的原因：一方面因本科毕业生较难找到满意的工作，所以希望通过考研规避就业压力，而考研对外语的要求较高；另一方面，有的院校的奖学金制度中，通过大学英语四级或六级考试往往是比较重要的加分项；部分学生毕业后准备从事药品代理等工作，而外语为面试的加分项。由此不难看出，在校期间的人才评价机制与毕业后的出路对学生学习热情具有较大影响，而缺乏对医学生后续职业规划指导的课程会造成中医药储备人才的流失。

3. 人才储备尚不完善

《2022中国卫生健康统计年鉴》显示，截至2021年年底，我国共有各类别执业（助理）医师428.7万人，其中中医执业（助理）医师总人数为73.2万人，与2020年的68.3万比增加了4.9万人，中医类别占总体的17.1%。35岁以下青年医师占比仅为29.2%，虽然整体数据呈递增态势，但相对于2021年年底中医药类专业在校生基数，中医执业（助理）医师的从业人员还是相对较少。可见，中医药人才在逐渐流失，中医药人才培养储备机制尚不完善。

在校内，一部分学生学习缺乏动机，态度消极，毕业后直接转而从事其他行业。在校外，社会舆论始终存在对中医药不友好的声音，以及"废医验药""废医废药"等偏激的观点。加之很多行骗者打着"老中医""中医秘方"等旗号对中医形象进行抹黑，导致中医药的公信度下降，部分群众对中医药产生抵触情绪。

中医药人才具有成长缓慢、执业周期较长等特点，故而人才梯队更新滞后。现有的中医执业（助理）医师超过35岁的占到72.6%，所以本科生毕业很难找到合适的工作。部分医院的规模和后勤保障难以满足学生的生活所需；规培期间的劳动量与薪酬待遇不相匹配，使规培生的职业期望值下降，职业认同感降低，从而加剧了人才流失。

新时代中医药高等教育要将"立德树人"的思想与"大医精诚"的价值观相融合，并贯穿于整个人才培养体系，以立德为根本，以树人为核心，以精诚为价值取向，以需求为导向，以能力提升为核心，培养高素质的中医药人才。

五、中医药文化育人队伍有待加强

2019年10月中共中央、国务院发布的《关于促进中医药传承创新发展的意见》指出，中医药改革发展取得显著成绩，中医药院校大学生的中医药文化素养与自信逐步提高，但仍要重视加强中医药人才队伍建设，促进中医药传承与开放创新发展。中医基础理论及古籍苦涩难懂、临床实践机会不足、中医药文化浸润不充分等是医学生中医药文化素养提升的障碍，亟待解决。

（一）中医药文化育人目标

1. 以坚定文化自信为导向

首先，中医药文化自信源自中华优秀传统文化，"道法自然""大医精诚"等中医药文化素养与优秀传统文化一脉相承，要提升中医药文化自信，就要加强对中华优秀传统文化的学习，领悟其思想含义，从中寻找归属感，进而对中华优秀传统文化树立文化自觉和文化自信，并由此延伸到对中医药文化的自觉自信。

其次，要加强对中医药成就的学习。中医药的"硬实力"来源于实际疗效和现实成就。一是从历史看，中华民族在五千多年的发展史上，天灾、战乱、瘟疫数不胜数，但能一次次转危为安，种族延续，并不断发展壮大，其中中医药功不可没。二是从现代看，屠呦呦从中医药宝库萃取珍宝、与现代科技相结合提取出青蒿素，实现了真理尺度与价值尺度、合规律性与合目的性的辩证统一，不仅在科学真理方面取得了突破，还为千百万疟疾患者找到了治疗方法。2015年，屠呦呦获得诺贝尔生理学或医学奖，实现了中国本土自然科学领域诺贝尔奖零的突破，极大地振奋了中医药人，使中医药学子树立了自信心。了解这些成就，有助于医学生提升内在的驱动力。

2. 以坚持理想目标为准绳

健康所系、性命相托是每位从医者踏入医学校门就应坚守的底线，这也决定了医生职业的特殊性。当医学生坚定成为一名医生的理想时，就要具有"行医一世，鞠躬一生，不求闻达，但求利人"的信念，就应拥有"先发大慈恻隐之心，誓愿普救含灵之苦"的操守。可以说，坚定从医的理想信念，是提高自身中医药文化素养的必由之路。

在明确理想信念的基础上，需想方设法针对不足，合理规划学习时间和人生计划，补齐短板。正如习近平总书记所说的，"青春是用来奋斗的"。奋斗的青春不怕艰难险阻，有困难先反思自己，从内部改善自己才是根本。作为中医学子，更应珍惜青春，不负韶华，培养中医思维，打牢中医基础，补齐学习短板，提升综合运用中医的能力。因此，个人自育是提升中医药文化育人实效性的有益积淀，其他教育手段是外因，外因要通过内因起作用，所以内因必须强大。

（二）中小学育人维度

中医药文化不是速成品的堆砌，而是需要"文火"熬制。让中医药走进中小学是中华优秀传统文化传承的前期准备。有人质疑小学生难以读懂而影响效果，但恰好相反，这样做不仅有助于增进青少年从幼年时期就对中华优秀传统文化产生认同，树立文化自信和民族自信，还可从体魄上提升、从习惯上强化、从健康上加强。

1. 经济因素是必要的物质基础

文化建设不是空中楼阁的铸就，而是需要强大的经济基础作为支撑。

中医药文化要想完成进入中小学并建立长效机制，离不开经济条件的加持。课题项目的招标实施，合格教师的培养，中医药文化长廊、文化角的建立与维护，各种类型中医药文化主题活动的开展，无一不是建立在经济实力基础之上的。有资料显示，开展中医药文化进校园较有成效的地区都是经济发展较快的省市，例如，北京、天津、上海、浙江、广东等地纷纷在教材建设、实践活动、校企合作、融入国学等方面取得突破。采用分阶段融入、开设课程、编写教材、特色活动等多种方式，实现中医药文化进入中小学，但前提一定是经济的支撑。

2.政策因素是强大的推动力量

2007年，时任国家中医药管理局局长的王国强在"中医中药中国行"新闻发布会答记者问时指出，"弘扬、传播中医药文化应该从娃娃抓起，让孩子们从小就知道有中医药文化，有中医药传统"。按照讲话要求，让中医药文化走进中小学生的内心，正体现了党中央对中医药工作的高度重视。我们不但看到了传统文化的理性回归，也为传统文化的当代传承与阐释提供了新思路。

2006年，《中医药发展战略规划纲要（2016—2030年）》出台，明确提出要"推进中医药文化进校园"。国家为中医药文化的传承与普及提供了风向标，为中医药工作者注入了强心剂，使其树立起了中医药事业走向辉煌的自信心。中医药文化进中小学校园，必须得到各省市教委的强有力支持，这样才有希望政策落地生根。可以说，国家政策是中医药文化进校园的重要指导，各省市教委的支持是中医药文化进校园的助推器。

3.教师因素是重要的育才桥梁

教师是中医药文化走进学生的实际通路。教师对中医药的理解深度和热爱程度直接影响学生的接受效果。教师的中医药文化知识表浅，则学生了解中医药文化的程度也浅显。教师对中医药文化的真切热爱，不仅会使学生接收到中医药保养身心、预防疾病、改善体质、增进健康的知识，从而产生认同和信服，还会使学生对中医药所包含的文化底蕴，如"天人相应""辨证论治"等产生共鸣，从而内化于心。

在互联网时代，教师传播中医药文化不再局限于传统方式，而是越来越多样化，传播方式更加生动，更充满吸引力，更能调动学生学习中医药文化的主动性和积极性。

我们看到，中医药事业正稳步发展，且升势明显；中医药勇敢承担抗疫重任，效果明显；中医药正不断得到社会认可，并必将迎来跨越式发展。

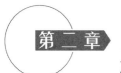

第二章 新时代中医药文化育人体系的构成要素

　　习近平总书记强调，要把立德树人的成效作为检验学校一切工作的根本标准。2021年5月12日，习近平总书记在温凉河畔、医圣祠前对中医药工作作出重要指示："中医药学包含着中华民族几千年的健康养生理念及其实践经验，是中华民族的伟大创造和中国古代科学的瑰宝。"在提高高等教育质量的过程中，文化占据了重要地位，这也更凸显了文化是一种重要的育人资源。人才培养是高等教育安身立命的根本，需始终围绕聚人才、育人才、出人才来展开。面对全球的健康挑战，中医药院校的目标是培育一支中医功底深厚、重症救治能力强的人才队伍，充分发挥中医药防病治病的作用。为了实现这一目标，需深耕中医药文化，构建符合时代发展的育人体系。

第一节　新时代中医药文化育人体系的条件要素

一、新时代中医药文化育人体系的育人主体

（一）中医药文化育人主体的内涵

　　中医药文化育人体系的育人主体，是指为实现中医药文化育人目的而积极地、有意识地进行各类育人活动的个体或组织。在中医药文化育人体系建构中，中医药院校承担着不可或缺的重任，承担着文化育人活动的设计、组织和实施，扮演着重要角色，主要包括教师、管理人员和辅导员。

（二）中医药文化育人主体的内容

1. 中医药专业教师

雅斯·贝尔斯曾说过："教育是人们灵魂的教育，而非理智知识和认识的堆积。教育的本质意味着一棵树摇动另一棵树，一朵云摇动另一朵云，一个灵魂唤醒另一个灵魂。"教师是思政教育的主体和引领力量，中医药院校的教师主体包括思政课教师和专业课教师，在中医药文化育人体系中的育人主体，主要指中医药专业课教师。

（1）思政课教师与专业课教师的区别

思政课教师是讲授思想政治理论课的教师。从广义上讲，思政课指的是一种课程系统，核心内容偏向于精神和素质体系，属于上层建筑范畴。它存在于高校思想政治教育核心体系内，是学校为实现其特定教学目标和培养目标而选择的教育内容及其进程的总和，包括各门学科、各类课程及其相关教育活动。从狭义上讲，思政课包括"思想道德修养和法律基础""马克思主义基本原理概论""毛泽东思想和中国特色社会主义概论""中国近现代史纲要"等。思政课教师的根本遵循就是重点梳理、把握和传授马克思、恩格斯、列宁、毛泽东、邓小平、江泽民、胡锦涛、习近平等的思想内容、核心要义和价值取向，紧密结合时代特征、理论特征和实践特征。中医药院校的思政课有其特殊性，要结合中医药专业实际，深入挖掘与提炼中医药知识中的文化元素，将中医药文化融入思政课教学，突出中医药特色，讲好中医故事，用学生熟悉的中医语言、中医思维开展思政课教学。

专业课教师是讲授中医药相关课程的教师，是中医药文化育人体系中的主体力量。医学人文教育与思政教育的关系"在某种意义上说医学就是人文，就是思政"。医学人文教育和思政教育是培养仁心仁术医学人才的关键手段，两者虽有联系，但绝不能替代。"医学人文教育的目的是为了促进医学人文回归，实现人性化医疗"。所以在中医药文化体系中，专业课教师要注重推进中医药文化与育人内容的有机结合，适时引入新兴的教学方式。例如，在讲授课程核心知识的基础上，采用团队合作、任务驱动等教学方式，引导学生通过团队合作和自主学习，深入探索中医药文化内容，营造积极的课堂氛围，促进课堂教学效果的提升。

（2）中医药专业课教师在中医药文化育人中的着力点

中共中央、国务院《关于进一步加强和改进大学生思想政治教育的意见》指出："所有教师都负有育人职责。""要把思想政治教育融入大学生专业学习的各个环节，渗透到教学、科研和社会服务各方面。"

一是充分认识优秀传统文化，特别是中医药文化在培养中医药人才中的重要性。习近平总书记在全国教育大会上指出，培养什么人是教育的首要问题，强调"要在加强品德修养上下功夫，教育引导学生培育和践行社会主义核心价值观，踏踏实实修好品德，成为有大爱大德大情怀的人"。中医药专业教师在教书育人过程中应自觉培养强烈的文化使命感，传承中医药文化，同时注重中医药文化的宣传教育，并融入中医药人才培养的全过程，培养德高术精的中医药人才，而不是医术好而德行不高之人。

二是多种方式推进中医药文化进课堂。中医药专业课教师在教学中应根据不同课程的特点，联系中医药文化，设计教学内容，重视文化渗透，挖掘课程中的传统文化尤其是中医药文化元素，利用古代名医的感人事迹加强医德教育，实现育人功能。在专业教育中，教师要关注其中所蕴含的中国古代哲学思想，科学引导学生正确认识中西医在文化上的差异，树立整体观念，注意从临床诊断、治疗预防、康复护理等方面处处体现中医药文化的精神品质。

三是注重言传身教。"教师者，人之模范也"。"吐辞为经，举足为法"。毛泽东就认为，对他一生影响最大的人就是自己的老师。教师的理想信念、思想境界、人格魅力往往影响着育人实效。作为中医药专业教师，更要牢固树立中医药文化传播者的使命意识，增强传播传统文化的责任感，在弘扬社会主义主流文化中发挥应有作用。教师要不断加强自身的中医药文化修养，做到爱岗敬业、德术并重，自觉形成高尚的师德、医德和教风，为学生营造润物细无声的育人环境。

（3）开展中医药专业课程思政的路径

一是提升中医药课程的政治高度。中医药学有着悠久的历史，是中华民族的伟大创造和古代科学的瑰宝，也是打开中华文明宝库的钥匙。党的十八大以来，党中央将传承发展中医药上升到国家战略。党的二十大报告再次明确指出了中医药的重要战略地位。医学专业课教学要有政治站位与历史思维，善于利用中医药学科的专业资源，从中医药概念、理论、技术、政策及其发展史中挖掘思政元素，从课程引申到专业与行业，上升到国家与国际层面，引导学生认识所学专业对健康中国乃至健康世界建设的重大意义，激发学生为振兴中医药事业、实现中华民族伟大复兴中国梦、构建人类卫生健康共同体的社会责任感与历史使命感。

二是挖掘中医药课程的思想深度。深入挖掘中医药知识背后的核心价值观、思维方式和人文精神，如"天人合一""道法自然"的哲学思想，"执中致和""辩证论治"的思维方式，"医乃仁术""大医精诚"的医德伦理，"以人为本"的人文情怀，"未病先防"的预防思想，"大医医国"的治国方略等；深入挖掘中医药知识所蕴含的自然之道、生命之道、医学之道、健康之道和伦理之道，将其与社会主义核心价值观相联系，并进行创造性转化与创新性发展，做到既授业解惑，又"传道树人"。

三是拓宽中医药课程的广度。中医药专业教师要善于挖掘中医药学术、理论与医家背后的历史传承、文化源流、医者仁心，在传授中医药知识、技能的同时，对学生进行辩证唯物主义历史观教育、医学人文教育与职业道德教育，增强学生的中医药历史底蕴和文化自信；要善于利用学校的文化资源开展思政教育，从办学初期的艰苦创业，到名医名师的敬业奉献，挖掘其中的思政资源，对学生进行爱校、爱师、爱中医教育，拓展中医药课程的广度与文化厚度。

2. 学校相关职能部门

（1）学校承担中医药文化育人的主要职能部门

学校职能部门主要承担着学校的日常工作，推动工作的落实和计划的实施。校宣传部、团委、学工部、教务处等部门是中医药文化育人体系中的主要职能部门。

（2）学校职能部门中医药文化育人的工作思路

高等中医药院校是以全员、全过程、全方位"三全育人"为工作思路的。首先，学校党委应对推进中医药文化育人高度重视，建立党委统一领导、各职能部门分工负责、全体教职工协同参与的育人机制。其次，宣传、学工、团委、教务等部门要充分发挥作用，营造中医药文化育人氛围，促进学生参与中医药文化活动，整合校内外资源，构建一支理想信念坚定、专业素养过硬、道德品质良好的高素质文化育人师资队伍。教务部门协同努力打通第一课堂与第二、第三课堂的壁垒，推进思政课增量提质，形成专业学习和文化育人的互动补充。第三，团委、科研等部门协同推动中医药专业教学与科技创新、实践育人、校园文化的高度融合；充分利用榜样引领和朋辈感召，在学术竞赛、文体活动、社会实践中发挥引领作用，弘扬中医药文化向上向善的文明新风尚。

3.辅导员

（1）辅导员在高校思政工作中的地位

辅导员作为高校学生日常思政教育和管理工作的组织、实施和指导者，是从事思政工作的骨干力量。他们兼有教师和管理人员的双重身份，但又不同于教师或管理人员。教育部令第43号规定，辅导员有九大工作职责，主要包括学生的思想理论教育、价值引领、心理健康教育、学风建设、党团和班级建设等。现实情况中，绝大多数辅导员身兼数职，承担着资助、心理、团委、党支部、就业等各类专项工作。辅导员的育人风格兼具教师和管理人员的双重特点。与教师相比，在学理上和学术上相对较弱；与管理人员相比，其风格更加柔性，管理性语言相对较少。辅导员是大学生成长成才的引领者和知心朋友。

（2）辅导员中医药文化育人的实现路径

一是提高自身中医药文化素养。在高等中医药院校，中医药文化基本素养是辅导员职业素养的重要组成部分，辅导员首先要从思想上加强重视，深刻理解提升中医药文化素养对自身及学生工作的积极作用。其次要不断提高中医药知识文化水平，深刻理解中医药发展政策、规划纲要，讲好中医药故事，增强学生对职业的认同感、对医学事业的使命感和对社会的责任感，为学生做好专业引导、职业规划和就业指导，使其立志成长为中医药事业的传承者、创新者和发扬者。

二是采用多种途径实现中医药文化育人目标。2018年8月21日，习近平在全国宣传思想工作会议上的讲话中指出："育新人，就是要坚持立德树人、以文化人，建设社会主义精神文明，培育和践行社会主义核心价值观，提高人民思想觉悟、道德水准、文明素养，培养能够担当民族复兴大任的时代新人。"辅导员是班级管理的直接引导者，高等中医药院校辅导员有责任和义务为中医药大学生树立科学的世界观、人生观和价值观，坚定大学生发展中医药事业和救死扶伤的理想信念，形成健康向上的班级氛围，促进大学生全面发展。辅导员可以利用党课、团学实践、学生社团、第二课堂等多形式融入中医药文化元素，通过建立微博、微信、QQ、公众号等拓展中医药文化育人途径，使文化育人工作成为可能。

河北农业大学郑伟旭在《高校文化育人现状及对策研究》中提出，当前高校文化育人工作存在实施主体合力不足的问题，呼吁高校文化育人工作开展要教育主体、多个平台、多个学科合力完成，提出高校文化育人工作的开展不是一个部门、一个群体的职责，而是教育多元主体、多平台、多学科综合作用、合力完成的结果。

二、新时代中医药文化育人体系的育人客体

（一）中医药文化育人客体的内涵

中医药文化育人的客体是指中医药文化育人活动所指向的对象、接受者和承担者。新时代中医药文化育人的客体是学生，主客体之间是平等交流与互动关系。

（二）新时代大学生的特点

1.新时代大学生具有更强烈的使命担当

当代青年大学生是建设中国特色社会主义事业的主力军和生力军，是实现中华民族伟大复兴的希望。"人生一年之春、一日之晨就是我们的大学时代，这是一个黄金的时期"。青年一代的价值取向和未来发展深刻影响着民族振兴和国家富强。新时代大学生应将远大理想厚植于人生磨砺，在历经挫折和困难的奋斗过程中锤炼出顽强拼搏的意志，用心践行社会主义核心价值观，使自己成为有理想、有担当、有本领的"时代新人"。一个人只有对自己祖国的文化怀有强烈的崇敬心和自豪感，才会真正从心底热爱自己的国家，才真正称得上是一个具有爱国主义精神的人，才能真正为民族复兴贡献全部力量。

2.新时代大学生的性格特点更加鲜明

诞生于新世纪之交的青年学生已成为接受高等教育的主体。就群体成长环境而言，他们成长于中国社会急速转型期，是在网络空间和竞争社会中成长起来的一代，受多元文化思潮和网络亚文化的冲击影响更加直接；就家庭教养方式来看，家庭物质生活条件更加优越，亲子关系愈加平等，其自我意识唤醒更加强烈。总而言之，他们既可以激发出迎难而上、无惧艰险的正能量，又伴随偶尔追求"佛系心态""学医头秃"的忧伤感。

3.新时代大学生可塑性强

新时代的大学生激情澎湃、思想活跃，有思想，有个性，希望被理解信任、尊重认可和平等对待。他们喜欢独立思考，易于接受新鲜事物，具有较强的自主意识和平等意识。大学生处在价值观形成的关键阶段，不稳定是这一阶段的特点，另外又显示出极强的可塑性。大学生的价值观念、理想信念关乎其思想建设，这一时期，对大学生进行文化价值的引领，有助于大学生文化主体性和自我意识的建构，使其"三观"由外在给予转化为内在生成。

（三）在人才培养中融入中医药文化的必要性

1. 有助于培养学生形成正确的成才观

当前，我国正处于社会主义核心价值体系这一伟大工程的实践和推进过程中。在中医药院校，中医药文化发挥了作为优秀传统文化的引领、传承作用，对培育医学生的价值追求起到了积极作用。

新时代大学生兼具摇摆性和可塑性的特点，高校更需要从学生思想特点的实际出发，增强中医药文化育人的时代感和吸引力，引导学生在不同的文化冲击中学会选择和坚守，处理好自立自强与懦弱依赖、佛系心态与公平竞争、安于现状与努力奋斗之间的关系。

"德之不存，技将安附"，医学生未来从事的职业是事关百姓性命的崇高职业，是健康所系、生命所托的事业，这意味着医务工作者不仅仅是治病救人，更需要将道德准则和人文关怀融入其中。"仁者不忧，知者不惑，勇者不惧"，作为医学生，要拥有丰富而扎实的专业知识，具备的医者仁心的人文精神，只有将临床思维与仁爱精神相结合，才能做到科学与人文的统一。中医药传统文化蕴含着丰富的内涵，为医学生提供了丰富的教育内容和重要的价值指向，有利于医学生的素质提高和全面成长，也有利于传统文化的传承与发扬。

2. 有助于构建有特色内涵的医药实践育人体系

从中医药院校开展社会实践的角度看，当前中医药院校实践教育方式大多属于通用性教育方式，不同专业性质院校采用的方式多雷同，活动形式千篇一律，忽视了因材施教和以学生为本的教育原则。虽然某些中医药专业开展的社会实践活动能很好地融合专业需求，但教育内容却未能真正体现中医药文化的内涵，实践活动与传统文化割裂开来，学生的人文素质普遍不高。从发扬中医药文化的角度看，目前中医药文化教育方式还不够丰富，师承教育、课堂教学仍是主渠道，途径较为单一，难以引起学生的兴趣与共鸣。只有将中医药文化融入社会实践体系，创新中医药文化教育途径，才能使学生在实践中感受传统文化的魅力，进而获取持续专业学习的动力。

三、新时代中医药文化育人体系的育人媒介

（一）师承教育

自中医学肇始，人才培养就是延续、传承学术思想和诊疗技术的首要任务之一，学校教育和师承教育是最具有代表性的培养模式。中医的"学校"教育始于晋代，太医令秦承祖奏准创建医学教育机构，后至隋、唐、宋等都有太医署等专门的医学教育机构，以后各朝代均开设了类似的中医人才培养机构，民国时已经有了所谓的"中医学校"，但从本质上看仍是师承教育，能够接受这种教育的毕竟是少数。回顾历史，中医人才培养主要以"师带徒"为主，所谓师承教育，是指采用师承的方式进行教育。

《关于深化中医药师承教育的指导意见》（国中医药人教发〔2018〕5号）中指出，中医药师承教育是独具特色、符合中医药人才成长和学术传承规律的教育模式，是中医药人才培养的重要途径。发展中医药师承教育，对发挥中医药特色优势、加强中医药人才队伍建设、提高中医药学术水平和服务能力具有重要意义，是传承发展中医药事业、服务健康中国建设的战略之举。传统师承教育注重经典、学在临证、因材施教、教学相长，培养了很多优秀的中医药人才。

中医师承教育模式下，一位名老中医常年专门教授一个或几个学生，学生学习时间长，精读中医经典，边临床边学习，甚至涉猎中药采集、炮制等专业，学习效率更高，带出"高徒"的概率更大，在一定程度上弥补了学生中医临床思维、临证水平、理论与临床脱节、无法将所学应用到实践等的不足。但是师承教育培养的人才数量较少，难以满足临床需求。其更多地应用于医学硕士和博士生的培养。

（二）课堂教学

现代中医学的教育模式主要是院校教育。院校教育的主要途径是课堂教学，在统一的标准下，以"一人对多人"的教授形式进行知识传授。习近平总书记在全国高校思想政治工作会议上特别强调，"要用好课堂教学

这个主渠道"。教学活动是大学中最基本也是最主要的育人实践活动，是学生和老师参与最多的校内活动，也是最重要的育人媒介。

1. 课堂教学在中医药育人体系中的目标定位

与师承教育相比，课堂教学的优势在于在短期内即可培养大量符合要求的人才，但也有明显不足之处。一是教学与临床融合不够紧密，课堂教学注重理论知识的传授，学生的中医思维和中医临床技能相对较弱；二是课堂教学不能很好地突出中医药特色优势，中医经典和中国传统文化的精髓仅凭课堂教学还不够深刻。为此，中医药专业教师在育人过程中要注重自身的言传身教和学生的深度参与，传播中医药知识，力图形成教师与学生之间最具影响、最直接、最频繁的互动关系和最有成效的育人成果。尤其在大一、大二中医经典理论研读的时候，要巧妙体现育人目标，在大四阶段，重归理论，注重学生中医思维的培养。中医药院校的专业教师很多是临床医生，在治学态度、行为方式、价值观念等方面对学生有很大影响，甚至会成为决定其一生发展方向的因素。教师应通过"润物细无声"的过程，实现"蓬生麻中不扶自直""入芝兰之室久而自芳"的教育效果。

2. 中医药文化融入课堂教学的有效途径

（1）分层教学

课程教学是中医药文化教育的有效载体，中医药院校应抓住中医药文化宣传的学科优势，以课堂教学为抓手，对医学生进行分层分类教学。一方面，针对医学专业的所有医学生进行普适性教育，将中医药文化素质培养纳入人才培养方案，以通识性的医学人文素养为抓手，将中医药文化要素在医学专业课程中进行渗透，使医学生不仅学到了中医药文化知识，还有助于在思想层面树立医德医风意识，提升医学生的文化自信；另一方面，针对中医专业的医学生进行专门化的中医药文化教育，改革现有的中医课程体系，建设中医药文化特色课程群，与中医现有课程有机结合。中医学课程包含着丰富的哲学思维，蕴含着"五行""天人合一""和谐""中庸"等思想，能够传递中医药文化中的"仁、和、精、诚"等核心价值理念，激发学生的学习兴趣。

（2）榜样示范带动

育人要善用榜样示范法，以使教学更具感染力、吸引力。尤其是具有中医药特色的榜样人物，有助于学生发挥内在驱动力，例如陕西中医药大学将国医大师张学文教授作为中医药专业学生的榜样人物，大力宣传他的高尚医德和精湛医术；也可将身边优秀的医务工作者和优秀毕业生作为榜样，发挥其示范作用，引导学生在职业和人生中走得更远。教师也可引入古代中医药防疫成功的案例，探讨中医药对新冠疫情防治的有效策略，引导学生在历史与现实的对比中深刻理解中医药守正创新的发展历程。

课堂教学是现代医学教育的主阵地，也是传承中医药文化的重要载体。中医药院校要鼓励教师将中医药文化融入课堂教学，积极采用案例式教学法、网络互动式教学法等，鼓励学生参与课堂互动，提高学生的学习兴趣，调动他们对中医药文化学习的兴趣。如教师在向学生讲授"如何有效处理医患关系"时，可适时给学生讲古今名医的医德修养，讲李斯炽、吴棹仙、凌一揆先生的故事，让学生对中医药文化中涉及的价值观有进一步的认识。

（3）教学手段丰富

青年学生语言表达、思维习惯甚至价值观念不仅受到家庭、学校等的影响，而且可以通过网络社会自我习得并向外主动传播。尤其在疫情防控的情况下，传统课堂教学模式已不能适应现实形势和需求，"课堂革命"的到来使网络授课应运而生，传统线下教学模式受到冲击，腾讯会议、钉钉、慕课、智慧树、雨课堂、蓝墨云班课等信息技术与教育教学融合的线上教学模式为教学创新提供了更多可能。

针对现代教学方式，一是要充分运用数字化时代的新技术手段另辟蹊径，将思政内容融合于信息技术，利用网络资源，图文并茂、绘声绘色地"讲中医药文化故事"，以学生喜闻乐见、欣然接受的形式，使中医药文化充满时代感，体现数字化，吸引注意力，提升亲和力，增强说服力，将青年学生团结在微文化的包围中，以青年人习惯和喜欢的方式、话语教育引导他们，进而提升中医药文化的育人效果。二是注重运用案例教学、情境教学等手段，完善"线上＋线下"混合式教学模式。教师可创设网络实时课堂，与学生模拟问诊，利用丰富的中医专业知识，在治病问诊过程中提供技术指导，开展辨证论治，提供专家咨询；学生则通过亲眼所见、积极思考，将书本上的知识学以致用，转化为个人的实践能力。这种"云课堂"模式，能够改变教科书案例枯燥难懂的现状，使教师的讲解更生动，学生听起来更入耳。

（三）网络媒介

马克思认为："人是环境的产物，人思想的形成和发展离不开一定环境的影响。"如今，网络已成为大学生学习、生活、交流的重要手段。习近平总书记强调："要运用新媒体新技术使工作活起来，推动思想政治工作传统优势同信息技术高度融合，增强时代感和吸引力。"网络媒介主要包括大众传媒、自媒体、新媒体、网络资源等，例如微博、微信、QQ、公众号等。

1.网络媒介的特性

（1）网络媒介的积极表现

首先，网络媒介教育平台多样、灵活性强，信息横向传播效率高，打破了时间与空间的界限。其次，网络媒介可使用海量互联网数据资源，大大提高了整合隐性德育资源的便利性，能够保证授课内容与时俱进。最后，利用新媒体的互动性与非线性传播，可以让学生的参与度更高，解决教师单向传授、学生被动接受的问题，使双方能随时随地互动、交流，并能持续跟进学生的学习效果、思想动态等。

（2）网络媒介的消极表现

①网络信息获取便捷、数量繁多，网络时代的社会转型期思想、文化、观念交流交融交织碰撞剧烈，大学生的思想态度和价值观念容易受到负面信息的渗透和扩张。②网络媒介在一定程度上削弱了教师原有的知识权威，使得大学生逐渐具备一定的"文化反哺"能力，思政教育者有时也

成为受教育者，师生关系的变化逐渐影响了双方的情感交流。失去原有影响力的教师和掌控网络话语权的学生，二者的情感联结在网络交流过程中逐渐消解。人人都是"发言人"，人人都是"自媒体"，网络作为虚拟场域的共时性，削弱了主流意识形态的教育引导力。这亟待引起重视，网络思政育人需要主动"发声"。

2.利用新媒体发挥中医药文化育人功能的途径

新媒体迎合了人们碎片化需求、个性化表达与交流和主动性选择等诸多需求。新媒体与传统媒体不同，是利用数字技术，通过无线通信、电脑、手机、数字电视等终端，向用户提供信息和服务的传播形态。其中，微信公众号、直播平台等新媒体工具因使用便捷、传播速度快等优势，逐步成为大众尤其是年轻一代接触信息的重要途径。将新媒体技术融入高校思政育人体系，不仅能有效发挥新媒体的优势，还可汲取思政教育和传统文化教育的精髓，选择其中对大学生思政教育有益的部分进行融合，形成新媒体技术下的育人共同体。

高校思政工作要用活、用好新媒体技术，构建多元化、互动式的媒体矩阵，实现"时时可得、处处可及"的校园虚拟情境空间。与学生实现有效互动，一是要打造网络思政课。充分利用新媒体传播速度快、范围广的特点，将思政课"搬"上网络，开发适合教学特性的移动互联教学平台。在设计网络课程内容时，要充分融入中医药元素，借助图片、影像、音效等静态、动态技术，实现教学手段媒体化、情景化，促进教学内容生动化、形象化和直观化。二是要丰富传播载体。积极促进新旧媒体的结合，在利用校园橱窗、广播、报纸等传统方式宣传中医药文化的同时，要与时俱进，开发新媒体的不同功能，学校官网可开设专题栏目，结合学校发展历程，融入具有本校特色的校史故事、中医药名家传记等内容，增进学生对学校的认同感、亲近感；在学校官方微信公众号上打造"中医药文化传播"板块，通过中医药的卡通形象、俏皮活泼的话语宣传中医药文化，增强学生的吸引力；在短视频平台打造"中医药知识宣讲"专题栏目，学生可亲自参与录制，宣讲中药辨识、中医养生、疾病预防等内容。三是要精准发声。高校思政教育的对象为大学生，因此要在充分了解学生心理特点的基础上，将"中医药优秀传统文化""大学生思想政治教育"和"媒体正面宣传与引导"三者有机结合起来，实现"中医药文化＋思政教育＋媒体渠道"的融合，搭建起具有正能量声音的精准传播端口。

随着时代发展，新媒体的内容也随之变化，但是无论新媒体的主体怎么变，它已经成为一种极其重要的传播媒体。因此，培养大学生运用新媒体、提高媒体信息解读等相关能力，对促进思政教育的自我完善与升华有着重要意义。

（四）医学社会实践

马克思主义实践观认为，"实践"本质上是作为有意识的主体，通过一定的物质中介手段，对象性地指向客体而使客体重塑的社会性活动，是包含着"主观方面"的"客观的活动"。具有中医药文化的社会实践活动可以完善中医药学生的人文教育。目前，中医药院校对人才的培养已不仅仅局限于专业技能，而是逐渐重视对学生交往沟通能力、组织管理能力、心理素质、人文素质和身体素质等人文素质的培养。社会实践是学生学以致用、用以促学、学用相长的有效途径，中医药院校的医学社会实践主要包括以下几种形式。

1. 第二课堂

第二课堂是指课堂教学之外的各种文化活动，如丰富多彩的校园文化艺术节、思想学术节、科技文化节、体育运动会、兴趣小组、"读经典·诵经典"等知识竞赛、中医药文化论坛、中医药名人名家纪念活动，等等。第二课堂作为课堂教学主渠道的有效补充，不仅丰富了学生的课外文化生活，也使学生开阔了眼界，增长了见识，锻炼了能力。开辟实践育人平台，增加了学生社会实践的机会，有助于将理论教学与就业见习、实训实践、科技创新竞赛等进行结合，让学生在实践中得以成长和提升。丰富以文育人的第二课堂，能够在潜移默化中提高学生的思想觉悟，坚定中医药文化自信。

2. 校外实践

（1）结合校外资源

在开展中医药文化社会调研、观学活动、暑期社会实践时，可以带领学生参观中医药博物馆、药植园、标本馆、医院、医药企业等教学基地，使学生通过学习，得到启发；也可带领学生探访中医药名家、少数民族医生进行面对面交流，回校后通过文本报告、PPT等形式进行分享。在中医药文化的校外实践中，学生能够身临其境地感受中医药文化的魅力，从而激发其热爱中医药文化的热情，促进德智体美劳全面发展的内在动力，增强对专业的认同感与自信感。

（2）结合科研创新

在开展科技学术活动、创新创业比赛时，可以带领学生申报与中医药文化相关的课题；可鼓励学生申报创新创业项目、省级或市级大学生技术技能竞赛与行业协会竞赛等，开发中医药文化宣传、中医药文创品设计、中医药康养等项目，让学生参与其中，实现中医药优秀传统文化的创新性发展，使学生树立从事中医药事业、发展中医药事业的自豪感和使命感。

（3）结合志愿服务

医学专业的特性就是通过实践提升技艺，可以组织学生到养老院进行慰问、开展义诊活动、进行中医药科普宣传和养生保健等"美德践行＋志愿服务"活动，促使学生将所学所得内化于心、外化于行，践行中华传统美德。通过实践，学生不仅能将书本知识应用于临床，提升专业技能，还能广泛接触基层民众，在人与人的交流中培养医德医风，在基层服务中培养艰苦奋斗的实干精神，感悟医生这一职业的重大责任。引导学生参与社会公益活动，有助于锻造志愿精神，发挥学生的潜能，提高其服务社会意识，培养学生医者广施仁德的风范，内化道德品质。

四、新时代中医药文化育人体系的育人环境

马克思指出，"人创造了环境，环境同样创造了人"。人的思想形成一

方面与文化环境有关，另一方面文化环境能够影响人的思想。以文化人，是文化固有的功能与使命。"大学是通过利用文化来进行人才培养的，教书育人、服务育人、环境育人，归根结底都是文化育人"。在新时代背景下，校园文化通过大学精神、校风、校歌、校训、规章制度及"一草一木"的校园环境等，拓宽了思政教育的途径。

（一）基础设施建设中体现中医药文化特色

校园景观环境具有一定的隐性教育功能，尤其对学生人格塑造与人文素质起着重要作用，不同的校园景观体现着学校不同的历史文化、办学理念和办学宗旨。在校园基础设施中融合中医药文化育人元素、在校园活动中开展中医药文化宣传，是中医药文化育人融入校园文化环境的有效途径。

1. 教学区基础设施建设

在校园物质文化建设上，中医药院校应加强基础设施建设，加大环境建设的投入，保证校园教育、文体和服务等设施齐全，为学生营造舒适的学习和成长环境。

在硬件建设方面，常见的结合中医药文化的校园基础设施建设包括以名医名家命名的校园道路，例如仲景路、时珍路、丹溪路等，路旁的电线杆配有中药图谱及使用说明；在校园内设立古代名医雕像，塑像设计结合医者的行医和生活等场景；在校园内建中药植物园；在教室内增添名医名家简介、中医中药小知识、中医名家书画及育人语录等，使学生时刻徜徉在中医药文化的熏陶中。

在软件环境方面，营造人人学中医、诵医经的良好氛围，发挥校园环境潜移默化的熏陶作用，学生下课时可以听着舒缓的中医五行音乐，使学生置身校园就能感受中医药文化的氛围与魅力，提高民族自信心和文化认同感。另外可通过中医药文化沙龙、中医药文化学术论坛、中医药文化学术交流会等，不断营造浓厚的校园中医药文化氛围，开阔学生的学术眼界，引导学生崇尚科学，追求真知，勤奋学习，迎接挑战。

2.生活区基础设施建设

生活区既是学生学习、生活、休息、娱乐的主要场所，又是反映校园文化建设水平的窗口，更是重要的育人阵地。

生活区的基础设施建设包括设施维护、陈设布置、环境卫生等，是看得见、摸得着的。硬件设施是否到位、是否体现文化元素是重要的关注点。中医药院校应建设富有中医药文化特色的生活区，可通过布置中医文化长廊、建立中医文化活动室、增设中医名家雕像等完善配套设施，营造中医药文化的氛围，让学生能够身临其境地感受中医药文化的熏陶。

（二）凸显中医药文化特色的课程建设

中医药院校无论是专业必修课、选修课还是公共课，都要结合中医药的特点，渗透中医药文化，运用中医药"天人合一"的整体观，在传授中医药理论和技术的同时传授大医精诚思想、医乃仁术理念和悬壶济世情怀，使医术与仁术合一，实现立德树人的教育目标。

1.开设"中医文化学"必修课

中医文化学是中医学、文化学与教育学的边缘和交叉学科，为国家中医药管理局重点培育学科，目前部分中医药院校已开设本课程。本课程对于加强中医药文化建设、提高医学生对中医药文化的认知、培养中医诊疗思维具有重要意义。

中医药文化是以中国哲学、文学、史学为基础，以中医典籍、中医名家、中医文物、中医史迹为研究对象，主要研究中医理论与临证发展规律、中医名家学术思想、中医道德观念、价值取向、行为规范及名家风范，内容主要包括中医学的思想、理论、技术、器物等，也包括中华传统文化的思想和理论精华、考古新发现、现代传承与国际传播及中外医学比较。

"中医文化学"的教学目的是促进教师的"教"与学生的"学"二者统一。在"教"上，一是要坚持传承与创新兼顾，培养中医传承人才；二是要坚持师承与现代结合，突出中医特色和新时代特征；三是将医德教育渗透其中，培养大医精神和天下情怀；四是树立大中华医学理念，传承中医药文化，传播中医学在现代医学中的价值。在"学"上，一要树立中医药文化自信，建立天下苍生的情怀和大医精诚理念；二是要师古不泥，掌握传统中医药文化的核心与精髓，学用结合，突出现代价值；三是善用小课题，发现学习中医知识的规律，开展智慧学习和快乐学习；四是与时代同步，掌握与运用现代科学技术和信息方法，学会利用网络进行个性化自学。

2. 加强中医药特色人文课程建设

中医药文化是中医药学的丰厚土壤。医学生只有接受中医药文化的熏陶，具备深厚的传统文化底蕴，才有可能成长为一名优秀的中医师。国医大师邓铁涛说："一个有水平的中医必须具备深厚的传统文化底蕴，熟谙中医经典，精通辨证论治。"中医药院校要从哲学、伦理、古汉语、历史、文学、天文历法等多个角度加强对医学生进行传统文化的熏陶，开设"中医文化学""中医哲学""中国医学史""医古文""中医方法论""中医传播学"等相关课程，提高医学生的中医药文化素养。

近年来，各中医药院校不断发挥学科专业特色和学术优势，积极开展中医药文化研究，开发了一系列人文新课程。比如山东中医药大学开设了"中国古代哲学史""老庄通论""周易概说""考古发现与中医学""鸟图腾——东夷文化与中医研究""汉画像石与中医文化概说""传统医学法律保护"等多门选修课；河北中医药大学药学院针对中药专业学生开设了"中药文学赏析""中药民俗概览""中药文明传播简史"等人文课程；河南中医药大学开设了"中医哲学基础""中国传统文化概论""国学经典导读""周易与中医学"等传统文化人文课程20余门，帮助学生提高中医药人文素养和道德修养，使中医药文化价值理念内化于心。

3. 中医学专业课程教学渗透中医精神

在中医学专业课程中渗透中医精神，就是加强课程思政建设。自2014年课程思政提出后，专业课教师不断将思政教育融入教学设计、课堂讲授和教学改革的各个环节，通过不断吸收新的思想源泉、变革教育模式、完善课堂教学等，重塑其在思想教育领域的主体地位，发挥价值引领作用。2020年6月，教育部印发的《高等学校课程思政建设指导纲要》提出，"要深入梳理专业课教学内容，结合不同课程特点、思维方法和价值理念，深入挖掘课程思政元素，有机融入课程教学，达到润物无声的育人效果"。育人工作的目的就是要实现由"点"到"线"、聚"面"成"体"，实现"面""面"俱到、多"体"联动，推进知识教育与思政教育的有机结合及思政教育向各学科的有机渗透，让思政课程和各类课程同向同行，达到全方位合力育人的效果。

第二节　新时代中医药文化育人体系的内容要素

一、中华优秀传统文化

（一）中华优秀传统文化的内涵

传统文化是各类文明在长期发展过程中，通过不断的包容并蓄，逐步凝练汇集成的展现民族思想、特质和风貌的一种文化，是历史上各民族思想观念、生活方式、物质形态等方面的总体表现。传统文化一般指中国近代史之前产生的文化，如中国古代历史中道家、儒家、法家、墨家等派别的思想文化，也包括与思想文化相对应的道德伦理、风尚习俗、文学艺术等内容。

中华传统文化是中华民族在不断繁衍生息中逐步形成的较为稳定的，为大众所接受、认同的，具有鲜明中华民族特质的文化。它产生并植根于中华民族五千多年的历史文明中，在长期的传承、发展中逐步升华，展现着中华民族与众不同的特色文化内容。中国传统文化体现在中国人的思维方式、行为模式、生活习性、道德规范、特色民俗、文化艺术等各个方面。

中华优秀传统文化是中国传统文化的一部分，但又区别于传统文化，更强调"优秀"二字，是中华传统文化中经过不断发展仍保留下来对社会发展起推动作用的文化，是对我国现代文化、社会、历史发展有重要价值的文化，是中国传统文化的精髓部分。中华优秀传统文化是中华民族传统文化的优秀成果，是中华文明的智慧结晶，体现了民族利益观和时代发展精神。习近平总书记说："中国优秀传统文化的丰富哲学思想、人文精神、教化思想、道德理念等，可以为人们认识和改造世界提供有益启迪，可以为治国理政提供有益启示，也可以为道德建设提供有益启发。"作为中国五千年历史的重要见证，中华优秀传统文化经过时间和历史的考验，凝聚了几千年中国世代相传的不屈与奋进，是支撑中华民族生生不息的重要条件，为社会主义核心价值观提供支持，是中华民族区别于世界上其他国家和民族根本的特征，是民族精神深刻内涵的重要体现，是我们在当今世界各种文化互相激荡、相互碰撞中屹立于世界的底气所在。

（二）中华优秀传统文化的核心内容

中华优秀传统文化内涵深刻、底蕴深厚，包括厚重的家国情怀、"天人合一"、自强不息、厚德载物、居安思危等哲理观念，悲天悯人的人文精神及教人向善的道德理念等，为当下我们认识社会和改造社会提供帮助，为高校开展文化育人提供有益启发。

1. 心怀天下的家国情怀

家国情怀是个体在中国优秀传统文化影响下，对价值共同体持有的一种高度认同，并促使认知共同体朝着积极、正面、良性的方向发展的一种思想和理念。其基本内涵包括家国同构、共同体意识和仁爱之情；其实现路径强调个人修身、重视亲情、心怀天下。它既与行孝尽忠、民族精神、爱国主义、乡土观念、天下为公等传统文化有着重要联系，又是对这些传统文化的超越。家国情怀在增强民族凝聚力、建设幸福家庭、树立良好公民意识等方面都有重要的时代价值。

中华优秀传统文化中所蕴含的家国情怀主要体现在以下几个方面：在自身修养方面，表现为"正心笃志，崇德弘毅"的人格修养要求与"自省慎独，为仁由己"的道德自律方法；在家庭治理方面，表现为"孝亲敬长，睦亲治家"的道德伦理实践和"以公去私，去利怀义"的家国本位追求；在国家治理方面，主要表现为"六合同风，九州共贯"的基本国家认同和"民惟邦本，本固邦宁"的民本治国理念；在天下社会治理方面，秉承"大道之行，天下为公"的天下大同理念和"和衷共济，和合共生"的多元和合之道。

爱国主义的精神力量，不仅体现在抵御外敌侵略，还体现在维护祖国统一、建设社会主义现代化强国等方面。家国情怀是大学生爱国主义教育中的重要部分，对于传承中华优秀传统文化，增强文化自信、道路自信，实现中华民族伟大复兴具有重要的现实意义。培育大学生的爱国情怀、护国品质、爱国报国才干，培育骨气、气节与国格意识，是高校为党育人、为国育才的根本，是培养新时代大学生的基础。实现家国情怀的核心在于"家"、在于"国"。中华民族"义以为上"，其价值观的本质是集体主义。在个人与集体、小家与国家、个人利益与国家利益发生冲突时，要舍小我而成大我，舍私利而就公义。

2. 艰苦奋斗的拼搏进取精神

艰苦奋斗是一种不怕艰难险阻，发愤图强，努力拼搏，为国家和人民利益甘于奉献自我、顽强斗争的精神。艰苦奋斗、自强不息的拼搏进取精神是中华民族的优秀传统。愚公移山、夸父逐日、大禹治水、女娲补天等传说，反映了中国人民面对困难永不低头和不断奋进的进取精神。

《周易》云"天行健，君子以自强不息"，教导我们，君子为人处世应法天运行不息，不断拼搏奋进，尤其要发愤图强，刚毅坚卓，不屈不挠，永不停息。孟子主张"天将降大任于斯人也……行拂乱其所为"。自古就主张，一个人要想取得一些成就，他的身心就要经过特别痛苦的磨炼，要经受打击，在恶劣环境中成长，如此才能自立于社会，无愧于天地和父母。欧阳修认为，"忧劳可以兴国，逸豫可以亡身"，要想成就经天纬地之业，不管是王侯还是百姓，都要经历各种痛苦和挫折，要不断奋斗，遇见困难不退缩，要敢于面对，勇于胜利，敢于胜利。张载曾说"贫贱忧戚，庸玉汝于成也"，是指只有经过艰难险阻，才能获得成功。在中华民族五千年的发展进程中，拼搏奋斗的进取精神始终鼓舞着人们不断前行，任何一个民族的发展都不能缺少拼搏进取精神。习近平总书记不断强调"幸福都是奋斗出来的"，这是对全体中国人的寄语和希望，希望我们每个人都能用辛勤的双手，通过坚实的努力，实现自己的梦想，最终实现中国梦。中华民族伟大复兴的漫漫征程需要千千万万青年学生去参与实施，去落地生根，去开花结果。在新时代的今天，拼搏奋斗的进取精神永远不会过时，永远不能丢掉，伟大中国梦的实现需要不断从中华优秀传统文化中汲取奋斗的精神和力量。

3. 以和为贵的和合精神

中华文化虽历经千年而愈发辉煌，其重要的原因之一就在于和合精神。"和""合"连用始见于先秦《国语·郑语》。"和"指平和、和谐、和睦；"合"是结合、融合。"和合"是实现"和谐"的途径，"和谐"是"和合"理想的实现，也是人类古往今来孜孜以求的自然、社会、人际、身心、文明中诸多元素之间的理想关系状态。著名社会学家费孝通先生说："各美其美，美人之美，美美与共，天下大同。"和合精神认为，世界万物都具有多样性，标准并非独一无二，无论是心理、观念还是社会等方面，中华传统文化都强调突出和合精神，和合精神历久弥新。

"以和为贵"的思想是中华传统文化中特有的价值体系。"和"是修身、齐家、治国、平天下的重要前提。中国古代以"和"为最高价值。《论语·学而》云"礼之用，和为贵"。意思是说，礼的作用，贵在能够和顺，使彼此融洽，是儒家倡导的道德实践的原则。在个人修身养性方面，要"和立身"，即与己和，心平气和。它是指自我内心世界平静、和顺，不受外界因素影响，或可通过自我调节，保持内心的平衡，内心没有剧烈的矛盾冲突。这也就是《中庸》所说的"喜怒哀乐……发而皆中节，谓之和"。在为人处世方面，要"和立世"，即与人和，和而不同。《周易》云：

"和气致祥，乖气致戾。"意思是和气能带来吉祥，乖张会导致祸殃。与人交往要讲究"仁""礼"，主张"和而不同、和蔼近人、和衷共济"。在人与自然关系方面，和合精神突出"外内和同，上顺天道，下中地理，中适人心"，把二者的关系放在了宇宙中去探究，从天、地、人三个维度进一步把握人与自然的关系，真正迈入我中有你、你中有我的新境界。在国家治理方面，要"政清人和、上下和谐"。与国交往主张相互之间"睦邻友好、和平共处、协和万邦"。儒家以和为贵的思想对增强民族凝聚力、促进民族融合、加强民族文化的同化力具有积极作用。中华民族是多元的统一体，中国文化也是多元的统一体。多元的统一，正是中国古代哲学所谓"和"的体现。所谓"和"，不是不承认、不正视、矛盾对立，而是认为应该解决矛盾、调解矛盾，从而达到更高的统一。

4. 厚德载物的崇高品质

《周易》《易传·象传》中诠释卦辞"坤"时曰："地势坤，君子以厚德载物。""坤"即柔顺，含有包容、宽恕之意。柔顺是"地"的性格，主要体现在"地"幅员广阔，其体深厚，无所不包。它生长万物，滋养万物，与万物并蓄。"天地合气，万物自生"。因此，它期望人效法"地"的柔顺，具有博大宽广的胸怀、包容兼济的品格和质朴兼任的精神。《易传·坤文言》赞美"坤"的品格："坤至柔而动也刚，至静而德方。"人要像大地怀柔那样，万物滋养，生生不已，既要心胸广阔、包容他人，豪迈豁达、济世大爱；又要和谐为美、宽厚为德、志存高远、虚怀若谷；更要和而不同、互依共存。因此，人的素质和境界要有风骨与志气、风度与雅量、风韵与气概，具有这种天下为公、宽厚为怀、大爱无疆的品德，就是"厚德载物"。

"厚德载物"让我们"大气"，含包容心；无论为人、为事都要"厚德载物"，有博大胸怀，尊重人、包容人，善以待人、宽以待人，善于汲取众人之智慧、凝聚众人之力量。人生道路曲折而漫长，需要有准备去直面人生中的暗淡、挫折与失败。尤其是不怕失败，并且学会战胜失败；不仅要正确对待失败，也要允许他人失败，虽败犹荣，迎难而上。因此，如果一个人没有志向、恒心定力，没有雅量、高风亮节是难以成就一番事业的。

"厚德载物"是中华民族赖以生存、延续、发展、昌盛的精神支柱，是中华民族精神自强、自尊、自信、自立的精华之所在，是中华民族之魂。其所蕴含的博大的道德力量引导青年学生把个人意识与民族尊严连在一起、把个人意愿与时代责任连在一起、把个人奋斗与集体努力连在一起、把个人追求与国家命运连在一起。

二、中医药特色文化

（一）中医药特色文化的内涵

中医药文化是中华传统文化的瑰宝，蕴含着丰富的人文科学和哲学思想，是中国人民在近千年的中医药发展中孕育、总结出来的宝贵财富，其中融合了中国历代自然科学和人文科学的精华，凝集了古圣先贤和儒家、道家、佛家文化的智慧，体现了中华优秀传统文化的核心价值理念和思维方式。关于中医药文化，业界普遍认为有两种含义：一是从广义"文化"角度看，中医作为探索人体生理病理、防病治病规律的医学，本身就属于大文化范畴；二是从狭义"文化"角度看，中医药学形成的社会文化背景及所蕴含的价值观念、思维方式及文化属性，就是中医学的文化内涵。我们所称的中医药文化概念采用的是第二种含义。2005年，第八届中华中医药学会中医药文化分会曾将中医药文化定义为："中医药文化是中华民族优秀传统文化中体现中医药本质与特色的精神文明和物质文明的总和。"

中医药文化在其形成与发展的过程中，深受中华传统文化儒学中的"天人合一"、以人为本、中庸致合等思想，道家的祸福相倚、对立统一、沉静无为等思想，佛教中的众生平等、慈悲为怀等思想的影响。尤其是"天人合一"的思想，强调人与自然应和谐统一，这不仅是中国传统文化的精髓之一，也直接构造了中医学的基本框架。中医天人相应的整体观、五行相贯的藏象学说、阴阳互根的治疗原则等都是中国古代哲学思想的具体体现。

（二）中医药特色文化的核心内容

1."大医精诚、医乃仁术"的思想

唐代著名医学家孙思邈，在其《备急千金要方》之"大医精诚第二"中写道："凡大医治病，必当安神定志，无欲无求，先发大慈恻隐之心，誓愿普救含灵之苦。若有疾厄来求救者，不得问其贵贱贫富，长幼妍媸，怨亲善友，华夷愚智，普同一等，皆如至亲之想。亦不得瞻前顾后，自虑吉凶，护惜身命。见彼苦恼，若己有之。深心凄怆，勿避险巇，昼夜寒暑，饥渴疲劳，一心赴救，无作功夫形迹之心。如此可为苍生大医，反此则是含灵巨贼。"自古名贤治病，多用生命以济危急。通俗地讲就是医德高尚的医生，要有慈悲之心，能感受百姓疾苦，敢于担当责任，对待患者一视同仁，无欲无求，不计个人得失，以救死扶伤为毕生追求。

《大医精诚》论述了有关医德的两个问题：第一是"精"，指医者要有精湛的医术。医学理论博大精深，医学知识学无止境，医道关乎性命，是"至精至微之事"，因此，医者必须"博极医源，精勤不倦"，不仅要认真学习医学知识，还要博览群书，了解诸子百家经典，掌握相关学科，丰富知识结构，广泛积累经验，深入探究医学原理，以达到"诊必副矣""触类旁通"。第二是"诚"，是指医者要有高尚的道德品质和良好的个人修养，以"见彼苦恼，若己有之"的感同身受，怀"大慈恻隐之心"，立"普救含灵之苦"之志，要"普同一等，皆如至亲之想"，不得"自逞俊快，邀射名誉""恃己所长，经略财物"。《大医精诚》从立志发愿、诚心济事、平等待人、敬业爱岗四个方面进行强调，对一名医者而言，最根本的要求就是"诚信求真"。《大医精诚》还强调医者对患者的痛苦要感同身受，怀同情宽仁之心，一心解除患者疾苦，拯救人的性命。这是孙思邈"仁者爱人、兼济天下"思想的集中体现。

《大医精诚》中"仁、慎、精、诚、同"的核心价值与社会主义核心价值观中的"爱国""敬业""诚信""友善""平等"在一定程度上有共通之处，二者相互契合，将二者相互结合，不仅有利于开拓社会主义核心价值观培育的现实路径，而且对于实现中华优秀传统文化的创造性转化和创新性发展、弘扬中华民族优秀传统文化、帮助医学生树立正确的价值观等都有重要而深远的意义。

2."阴阳平衡、调和致中"的思想

阴阳学说认为，世界是物质性的整体，宇宙间一切事物不仅其内部存在着阴阳的对立统一，而且其发生、发展和变化都是阴阳对立统一的结果。阴阳学说属于中国古代唯物论和辩证法范畴。《类经·阴阳类》谓："阴阳者，一分为二也。"阴与阳之间是既相互对立又融合统一的辩证关系。阴阳不仅贯穿于中国古代哲学，还与天文、农学、医学、历算等学科相结合，成为各门各类学科的重要理论基础，对于促进各学科发展具有重要的推动作用。阴阳之间相互依存、相互吸引、相互为用、相互化生，构成了阴阳的运动规律，成为阴阳学说的基本内容。

中医学将阴阳学说应用于医学，形成了中医学的阴阳学说，促进了中医学理论体系的形成和发展。中医学的阴阳学说是中医学理论体系的基础之一和重要组成部分，是理解和掌握中医学理论体系的一把钥匙。《灵枢·病传》曰："明于阴阳，如惑之解，如醉之醒。"《景岳全书·传忠录·阴阳篇》云："设能明彻阴阳，则医理虽玄，思过半矣。"中医学用阴阳学说阐明生命的起源和本质、人体的生理功能和病理变化，以及疾病的诊断和防治规律，并贯穿于中医的理、法、方、药之中，长期以来一直有效地指导着临床实践。因此，中医学认为，阴阳平衡对人体健康具有重要的作用。情志平和、身体康健、脏腑功能和谐的根本就在于顺应了自然环境，保持了阴阳的动态平衡。疾病的发生主要是由于内因或外因的干扰，人体阴阳不调，整体功能失去动态平衡所致。治疗疾病就是调节阴阳，使失去动态平衡的整体功能恢复到和谐、平衡状态，达到"调和致中"，而长久保持这种状态就是保持健康的根本。

3."道法自然、天人相应"的思想

《庄子·山木》云："人与天，一也。"是说人与天是"天人统一"的，而非"天人合一"。"有人，天也；有天，亦天也"。意思是说人和天一样，都是自然界的一部分，人应像天和地一样，服从自然界的大规律——"道"。人与自然的关系不是无关的、对立的，二者之间是相互依存、和谐共处的。"道"是无预设的，也不存在对事物的执着，它在顺其自然、顺应事物自身发展的前提下，生化万物。人法道，顺遂万物自身的特性和发展规律，去认识、辅助、利用万物，这就是"道法自然"。"道法自然"在认识和实践中的具体表现，就是"顺""因""赞""辅"。这样的主客关系要求认识主体在实践中要顺应客体的自身发展，不做预设，不加干预，完全尊重事物本来的生存状态，然后观察其自然变化，找出其规律和法则。

中医学的整体观是在道家"道法自然""天人相应"思想基础上形成的，中医的藏象经络、辨证施治、药性归经理论，很多是按照这种顺应自然、顺应人体自身发展规律的方式概括出来的。中医学理论的奠基之作《黄帝内经》主张"治"的根本思路是"顺"，即赞化，即辅赞人与万物的自为自治。其中，多次出现过类似"天人相应"的论述。如《灵枢·刺节真邪》说："与天地相应，与四时相副，人参天地。"《灵枢·岁露》云："人与天地相参也，与日月相应也。"《灵枢·经水》云："此人之所以参天地而应阴阳也。"《素问·脉要精微论》云："与天地如一。"《素问·五常政大论》云："无代化，无违时，必养必和，待其来复。"由此可见，古代医家们认为，天是自然的规律，人应顺应自然规律而行事，其可视为贯穿中医诊治全过程之论。

因此，中医诊断、治疗和预防疾病提倡重视自然环境对健康与疾病的影响，提倡顺应事物的本性及其产生和发展规律，强调尊重事物的个性和差异性，要因人制宜、因时制宜、因地制宜。

4."三因制宜、辨证论治"的思想

中医诊疗强调"三因制宜"，即因人、因时、因地而制定适宜的治法和方剂。因人制宜，即根据患者的性别、年龄、体质、家族遗传、生活习惯等不同特点考虑用药的原则。因时制宜，即根据不同季节、不同气候的特点考虑治疗用药的原则，如"用寒远寒，用凉远凉，用温远温，用热远热，食宜同法"。因地制宜，即根据不同的地理特点考虑用药的原则，如"西北之气，散而寒之；东南之气，收而温之，所谓同病异治也"。即西北地区天气寒凉，其病多外寒而里热，治疗应散其外寒，清其里热。东南地区天气温热，因阳气外泄，而易生内寒，故治疗应收敛其外泄阳气，温其内寒。因人、因时、因地制宜是中医辨证论治的重要内容，能够更有效地发挥中医辨证论治的优势。

辨证论治的过程就是认识疾病和解决疾病的过程，是中医学对疾病的特殊研究和处理方法，是中医学的基本特色之一。"辨证"是认证识证的过程，是将四诊（望、闻、问、切）所收集的资料、体征信息和症状等，通过分析、判断、综合，辨清疾病的成因、性质、部位、进展程度及邪正关系，从而概括为某种病证的诊断过程。"论治"又称施治，是根据辨证得到的结果，确定相应的治疗方法。辨证是论治的基础和依据，论治是治疗疾病的手段和方法，辨证的结果对论治有着重要的作用。辨证和论治是相互联系不可分割的两个方面，是理论与实践相结合的体现，是理法方药在临床的具体运用，是指导中医临床的基本原则。

中医辨证论治不是"头疼医头、脚疼医脚"的局部对症治疗，它着重发现和解决"主要矛盾"，即引发病证的主要因素，先解决"主要矛盾"，再解决"次要矛盾"。同时，辨证论治不局限于病证局部，也不是一成不变的，而是从整体着眼，随着病程的发展，随时辨证，随时调整论治方式。在这种辨证思维的指导下，中医辨证中会看到一种病可以有几种不同的证，也可以看到不同的病可以出现相似或相同的证，因此，治疗时可采取"同病异治"和"异病同治"的方法。这里对病的"同异"判断，不是取决于病的表象，而是取决于病机的不同。所谓"证同治亦同，证异治亦异"，其本质是因"证"的概念中包含着病机在内。针对疾病发展过程中不同质的矛盾，采取不同的方法加以解决，是辨证论治的精神实质。

三、中医药廉洁文化

廉洁，即公正不贪，清白无污。"廉洁"一词最早出现于战国时期楚国诗人、政治家屈原《楚辞·招魂》。其云："朕幼清以廉洁兮，身服义而未沫。"东汉著名学者王逸在《楚辞·章句》中注释说："不受曰廉，不污曰洁。"其意是说，不接受他人馈赠的钱财礼物，不让自己清白的人品受到玷污，就是廉洁。廉洁文化提倡清正廉洁，不徇私情，不谋私利，为人民服务，是廉洁思维理念、行为方式及文化的总和，是对与廉洁相关的思想、理念、制度、知识、艺术及与它相联系的行为模式、生活方式、道德规范的总体概括。

中医学的理论体系初步成型于战国及秦汉时期，因此，中医理论体系中的一些思想也深受当时的文化及哲学思想的影响。如《周易》的"终日乾乾，夕惕若厉"；孔子的"仁者，爱人""己所不欲，勿施于人""成人之美"；老子的"上善若水，水善利万物而不争，处众人之所恶，故几于道。居善地，心善渊，与善仁，言善信，正善治，事善能，动善时。夫唯不争，故无忧"等思想，都在中医思维、中医理论中留下痕迹。例如，中医思维中的整体观念、中庸稳健、阴阳互根、平衡和谐、动静结合、因地制宜等，在体现以人为本、实事求是的同时，无处不彰显着性情达观、品行高洁、自勉自律的君子之风。除此之外，中华优秀传统文化中"舍生取义"的牺牲精神、"扶危济困"的公德意识、"以和为贵"的处世态度、"有容乃大"的宽广胸怀等也无不彰显着中医达观高洁的思想品质。随着中医药文化的不断发展，其中的廉洁元素被不断挖掘，引申展现的病理、药理等与廉洁的共通性，不仅惟妙惟肖地彰显中医药文化的博大精深，更淋漓尽致地阐释了养生治病与正风肃纪、倡廉拒腐的深刻内涵。中医药文化与廉洁文化的目标相似，原则趋同，理念相通，方法契合，有很多相通相融之处，大力加强中医药廉洁宣传，持续加强中医药廉政文化建设，推动中医药文化廉洁育人，以文化人，以廉润心，对于培养理想信念坚定、专业技术过硬、医德医风高尚的新时代中医药人才具有重要意义。

中医药文化中的很多治疗理念、方式和手段，如"未病先防""扶正祛邪""望闻问切"等都体现着廉政理念，行为规范中都透露有廉洁文化。

（一）"未病先防"的"治未病"理念

"治未病"是中医学的核心理念之一，是根据疾病产生、发展规律提出的预防思想，最早见于《黄帝内经》（以下简称《内经》）。《素问·四气调神大论》指出："圣人不治已病治未病，不治已乱治未乱，此之谓也。"其强调了"治未病"的重要性。早在《内经》时期，中医学者就已经认识到，人体从健康到疾病是一个循序渐进的过程，在此过程中，早预防、早发现、早干预对于疾病的治疗具有积极意义。因此，《灵枢·逆顺》谓："上工刺其未生者也；其次，刺其未盛者也……上工治未病，不治已病，此之谓也。"即是强调在疾病发生前或处于萌芽时期，及时采取积极的干预措施，以防止疾病的发生，或防止小病向大病转化，从而达到"治未病"的目的。唐代大医学家孙思邈将疾病分为"未病""欲病""已病"三个层次。可见，"治未病"包含三层意思：一是"未病先防"，在疾病形成之前，采取防范措施，预防其发生；二是"见微知著"，通过仔细观察，对疾病出现的某些细微前兆，早发现、早诊断、早治疗，把疾病消灭在萌芽状态；三是"已病防变"，把握好疾病的发展趋势和规律，尽早切断传变途径。

"治未病"的理念与反腐败有着异曲同工之妙，新时代新形势下加强廉政建设可借鉴中医"治未病"理论，对贪污腐败问题抓早抓小，早排查、早发现、早干预。"未病先防"即加强理想信念教育，提高党性修养，从思想深处筑牢廉洁之基；深化思想品德教育，从中华优秀传统文化中汲取营养，提高个人素养和道德品质，强化廉政意识；强化纪律作风教育，树牢纪律规矩意识，时刻绷紧纪律之弦，从心理上筑牢不想腐的堤坝。"见微知著"即加强监督，对发现的腐败苗头、可能产生腐败的风险等及时处理，做好防控，将贪腐的念头遏制在萌芽之中。"已病防变"即加强党内监督执纪，阻断贪污腐败念头的蔓延之势；坚持纪严于法、纪在法前，对已经发生的贪腐行为，坚决打击制止，有力削减存量，有效遏制增量，防止贪腐之念由盛入危，防止贪腐范围扩大。

（二）"扶正祛邪"的治疗原则

"扶正祛邪"是中医治疗疾病总的指导方针。中医学认为，"正气存内，邪不可干，邪之所凑，其气必虚"。人体之所以感染疾病，主要是因为体内的正气不足，邪气乘虚而入。"正气足，则百病除"。体内正气充沛，则自身有抗病能力，疾病就会减少或不发生；若正气不足，邪气入体，占据上风，疾病就会产生和发展。因此，中医治疗的关键就是改变人体内正邪双方力量的占比，扶助正气，使其增加，祛除邪气，使其减少或消失。"扶正"是指利用外界手段，扶持帮助、补充增益人体内虚弱的正气，使之恢复正常状态，总的原则是补充不足的正气，调动和发挥正气对人体抗病的积极因素。"祛邪"是指祛除导致或诱发人体发生疾病的一切致病因素，主要是因势利导，排除致病因素。扶正和祛邪都是为了使人体的正气恢复，达到健康状态。扶正与祛邪，两者相互依存、不可分割。扶正是为了调动人体自身的免疫力，抵抗疾病，正气充足才能祛除邪气，即所谓的"养正邪自退"；而祛邪也有利于扶正，只有祛除了病邪，正气才可能迅速恢复。

在党风廉政建设中，"正气"指正直、纯正良好的行为或传播正能量的风气，如高尚的道德品质、积极进步的思想、高雅健康的情趣、清正廉洁的政治环境、完善健全的制度体系等；"邪气"指不正当的行为或传播负能量风气，如违反纪律、破坏规矩、以权谋私、弄权枉法、滥用职权、不恤民情等。正是因为在特定范围内的"邪气"战胜了"正气"，才滋生了腐败。党风廉政建设可以借鉴中医"扶正祛邪"的思想，扶助倡廉的"正气"，祛除腐败的"邪气"。党风廉政建设中的"扶正"是从源头上治理腐败，包括廉洁文化建设、廉政制度体系建设、廉政教育等。通过加强廉政文化建设、弘扬廉洁文化，构建清正廉洁的政治生态和社会生态，以实现从"不敢腐"到"不想腐"、从"不能腐"到"不愿腐"的转变，扶助社会"正气"，净化社会风气。党风廉政建设中的"祛邪"是利用党纪、法律手段严密整肃，严厉惩治腐败，坚持"老虎""苍蝇"一起打，形成对腐败行为的持续高压态势。党风廉政建设中的"祛邪"同样有助于"扶正"。当前我国法制反腐的常态化，有利于促进公共权力运行的制度化、推进政治运行过程的民主化、培育制度执行力的法治精神、提升政府的务实清廉高效，也有利于增强腐败治理体系的协同性。另外，"扶正"也同样有助于"祛邪"。一方面，"扶正"增加了克制腐败的正方力量，既减少了"邪气"的占比，又为祛除"邪气"提供了环境；另一方面，"扶正"增强了"正气"的力量，提升了社会对腐败行为的抵抗力，提高了对"邪气"侵袭的预防能力。

总之，"扶正祛邪"既是中医广泛用于人体疾病预防、治疗，帮助人体恢复健康的重要法则，也同样适用于腐败治理。把握好"扶正祛邪"的思想内涵，对于我们理解"扶正祛邪"在腐败治理中的思路和作用具有重要意义，有利于用"扶正祛邪"理念指导腐败治理实践，最终达到"扶正不留邪、祛邪不伤正"的理想效果。

（三）"望闻问切"的诊断方式

"望闻问切"是中医诊断疾病的4种方法，即观气色、听声息、问症状、按脉象，合称四诊。据传，四诊最早由扁鹊提出，源于《难经·六十一难》。其云："望而知之者，望见其五色而知其病；闻而知之者，闻其五音以别其病；问而知之者，问其所欲五味，以知其病所起所在也；切脉而知之者，诊其寸口，视其虚实，以知其病，病在何脏腑也。"《医宗金鉴·四诊心法要诀上》云："四诊要诀：实该望、闻、问、切之道。""望"即望诊，主要是通过观察人体表面呈现出的形态、颜色、状态、位置等情况来辨识疾病，判断病情的严重程度。"闻"即闻诊，是运用听觉和嗅觉，通过患者发出的声音、身体产生的气味来诊断疾病。这种声音包括说话、呼气、咳嗽、肠鸣、嗳气等，根据其声音高低、大小、清浊以分辨寒热虚实。气味包括粪便、矢气、口气、痰液、尿液等的味道，根据其轻重、清浊、浓烈等以辨识疾病。"问"即问诊，通过询问疾病起因、变化情况、病史、自身感受，如疼痛、寒热、饮食、睡眠、大小便等了解病情。"切"即切诊，是扁鹊在总结前人诊疗方法的基础上创造的"切诊法"。《史记》言："至今天下言脉者，由扁鹊也。"切诊包括脉诊和触诊。脉诊即为切脉，又称把脉，是医者以手指按患者动脉，通过脉象频率、节律、形态、充盈度、顺畅与否、显现部位等了解疾病内在变化的诊断方式。触诊即以手触按患者身体，如肌肤、手足、胸腹、经络腧穴等，查看患者的体温、硬软、拒按或喜压等，以助诊断。

中医"望闻问切"的诊疗方式可用于党风廉政建设和反腐败工作当中。通过"望——强化监督、闻——了解考察、问——谈话函询、切——调查研究"四步工作法，提升监督执纪工作的精准性和实效性。所谓"望"，就是要求强化监督，及时发现有思想认识偏差、有腐败苗头、有错误倾向行为的干部，及时开展廉政约谈、警示教育，以预防腐败的发生。所谓"闻"，就是不仅听其言，还要观其行，听取群众声音，了解所作所为，通过深入细致地了解、调查、分析，做出实事求是的判断。所谓"问"，就是通过交流、谈话等形式，查清楚、说明白问题情况，把疑惑解释清，挖掘事实真相。所谓"切"，就是深入开展调查研究，有理有据地查找问题重点，这是整个环节的关键点，是对后续做出"治疗"的关键。"望闻问切"摸清党员干部的廉政风险"病情隐患"后，可从"固本、促廉、护廉、防腐"等方面采用针对性方法进行"治疗"。

（四）中医药治疗方法

中医传统治疗方法包括"出汗排毒、针灸通脉、猛药去疴、刮骨疗毒"等，可将其对应融入监督执纪的"四种形态"，正视党员干部可能犯的"疾病"，做到无病预防、初病早治、大病快治、重病疗毒，体现"惩前毖后，治病救人"的方针。

"第一种形态"为常用的监督执纪工作方式，对应的是"出汗排毒"。即加强对党员干部的日常监督管理，多做提领子、扯袖子、咬耳朵工作，注重抓早抓小，对尚未违纪但有苗头和倾向性问题的党员干部及时提醒，对有违纪行为尚未违法的党员干部及时处理，使咬耳朵、扯袖子、红红脸、出出汗成为常态，"防患于未然"。

"第二种形态"为监督执纪的工作重点，目的是防止小错变成大错，对应的是"针灸通脉"。即坚持实事求是的原则，对违反党纪的行为，依据《中国共产党纪律处分条例》等党内法规，做出党纪轻处分和组织处理，通过"针灸通络"防止"瘀堵"，使党员干部"正气"畅通。

"第三种形态"是对重大严重违纪的重处分，对应的是"猛药去疴"。对于顽固的重大疾病，仅用普通的药物已无法医治，需要下"猛药"才能达到根治的目的。"猛药"虽可除"顽疴"，但同样伤身，故应尽量少用。

"第四种形态"是指严重违纪、涉嫌违法、立案审查的极少数人，对应的是"刮骨疗毒"。毒已入骨，药物和普通治疗手段已经无效，如果不及时治疗将危及生命，这个阶段只能刮去深入至骨的毒性，进行彻底治疗，这样才能从根本上解决问题。

第三章 新时代中医药文化育人体系的构建路径

构建新时代中医药文化育人体系的目的在于培养承载着伟大时代使命的中医药人才。黑龙江中医药大学在社会主义核心价值观的引领下，坚持以"立德树人"为根本目的，秉持高度的中医药文化自信，立足学生特点和学校实际，注重以文化人、以文育人，构建新时代中医药文化育人体系。

第一节　新时代中医药文化育人体系的构建思路

新时代中医药文化育人体系是一项由相互联系的多要素、相互支撑的多环节共同组成的系统。构建新时代中医药文化育人体系，在遵循高等教育育人规律的同时，还要充分考虑中医药人才成长规律。新时代中医药文化育人体系由三个相互联系的子系统——实施体系、保障体系、评价体系构成。

一、新时代中医药文化育人体系构建的基本原则

中医药文化育人融入"三全育人""十大育人"的优势显著，构建新时代中医药文化育人体系时，需注意遵循以下几个原则。

（一）时代性

时代性是新时代中医药文化育人体系构建中第一个关键原则，它体现了"新时代"的本质特征。从1929年"废止旧医案"闹剧到50年代"团结中医"政策的颁布，从1977年中医队伍后继乏人到"八五""九五"计

划后的"百万中医大军",从20世纪90年代国家正式把"中西医并重"确定为卫生工作的指导方针到中西医并重、中西药并用助力抗疫效果显著,大有可为,百年来中医药的命运具有鲜明的时代性。伴随着《中医药发展战略规划纲要(2016—2030年)》《"十四五"中医药发展规划》《中医药文化传播行动实施方案(2021—2025年)》等的陆续发布,中医药发展真正迎来了时代赋予的明媚春光。

(二)特色性

特色性是新时代中医药文化育人体系构建中第二个关键原则,它体现了"中医药"的本质特征。在构建中医药文化育人体系时,要尊重中医药人才成长的客观规律,突出育人质量与中医药特色相统一的发展目标,要在医道相通、医儒相通、医易相通中汲取中国传统文化的育人精髓,在"因人而异、辨证论治"的理论特色下培养出德、智、体、美、劳全面发展的中医药事业建设者和接班人。同时,有效利用中医药院校富有地方特色的文化品牌、校史资料,深入挖掘特色学科和特色专业可复制、可推广、可借鉴的育人经验,做好"找特色、引特色、育特色"的长效文章。

(三)育人性

育人性是新时代中医药文化育人体系构建中第三个关键原则,它体现了"文化育人"的本质特征。构建中医药文化育人体系要紧扣立德树人根本任务,时刻铭记为党育人、为国育才的重要使命,立足"培养什么人、怎样培养人、为谁培养人"的根本立场,在全员、全程、全方位育人中突出价值引领,传承医德医风,升华人文修养,使马克思主义理论、社会主义核心价值观、习近平新时代中国特色社会主义思想内化于心、外化于行、固化于度;充分利用抗疫精神中感知文化、启迪智慧、濡染书香、熏陶气质、砥砺品格的强大育人力量,赋能师生共同成长,培育可堪重任的时代新人。

(四)系统性

系统性是新时代中医药文化育人体系构建中第四个关键原则,它体现了"体系构建"的本质特征。从系统论的角度看，文化育人体系筹了中医药文化育人的全部力量，凝聚了高校思想政治工作中的各类资源，形成了中医药院校思想政治工作的大格局，是一个完整的、独立的系统。同时，在"十大育人"的视域下，文化育人体系又是大系统中的一个子系统，只有正确认识和处理好文化育人与课程育人、科研育人、实践育人、网络育人、心理育人、管理育人、服务育人、资助育人、组织育人的协同关系，运用系统观念、系统思维，才能实现系统发力、高质量发展。

二、构建"四横三纵"中医药文化育人体系

黑龙江中医药大学党委始终坚持立德树人根本任务，始终坚持中医药文化育人的办学理念，以高度的文化自觉和文化自信，加强顶层设计，整合优势资源，打造"四横三纵"的中医药文化育人实施体系。"四横到边"是指将制度文化、行为文化、环境文化、学术文化四个层面的建设作为思想政治工作的有效载体，融入人才培养、科学研究、社会服务、文化传承创新和国际交流与合作之中；"三纵到底"是将中医药文化育人的核心"大医精诚""医乃仁术""以人为本"三个方面贯穿于整个育人过程；学校的全部工作"以学生为中心"，一切服务于学生、一切为了学生。

（一）"四横到边"开展文化建设

中医药院校要充分利用中医药文化这一独特的资源优势，运用中医药文化辅助"制度"落实，影响"行为"操守，营造"环境"氛围，凝聚"学术"智慧，营造出"四横到边"的文化网络，带领师生掀起传播中医药文化的热潮。

1.中医药文化辅助"制度"落实

制度文化是建设中医药文化育人实施体系的有力保障，制度文化以马克思主义认识论、社会交往行动理论、制度创新理论和以人为本的教育理念为理论依据，根据制度文化的适用群体、作用部分、制定目的、生成方式、作用方式、执行效力及呈现方式等不同，又可分为教职员工制度文

化与学生制度文化、外向制度文化与内向制度文化、激励性制度文化与约束性制度文化、适应性制度文化与创生性制度文化、显性制度文化与隐性制度文化、正式制度文化与非正式制度文化、动态制度文化与静态制度文化等。

（1）制度文化认知水平契合新时代教育理念

制度与制度文化之间的逻辑关系对于中医药院校制度文化建设尤为重要，制度文化认知水平只有契合新时代教育理念，才能引领学校内涵式、高质量发展。黑龙江中医药大学党政合力，主动作为，发挥干部在文化育人过程中的引领作用。作为大学制度的设计者和执行者，学校管理机构加强中医药制度文化的顶层设计，着眼于制度文化在中医药文化育人、建设现代大学治理体系、弘扬中医药文化自信等方面的实际作用，树立文化兴校、全员育人的理念，建立相应的激励保障机制、推进拓展机制和考核评价机制，加强全过程、全员化、全方位引导，推动良好校风、教风和学风的形成。同时，以国家发展改革为导向，以《国家中长期教育改革和发展规划纲要（2010—2020）》提出的育人为本等教育方针为指引，以法律法规、上级政策文件、学校办学实际为指导，不断优化学校制度体系，努力将制度文化这一抽象概念人文化、生活化、民主化，牢固树立师生在制度文化建设中的主体地位，提升教师参与学校建设的使命感、责任感，在各种民主决策、制度设计中培养学生的主人翁精神。

（2）制度执行水准契合新时代学校要求

健全制度体系是制度文化育人的前提和基础，系统性、针对性、有效性的制度体系可以解决制度文化建设中存在的缺乏整体视野、程序不规范、主体混乱、制度相悖等问题，达到资源配置的最优化和整体效益的最大化。制度的有效落实和大力推行取决于师生对制度文化的共鸣。这种共鸣来源于教职员工遵守法律法规和维护社会基本伦理的内心呼唤，来源于育人过程中培养出的规范化意识，更来源于新思想、新观念、新形势下制度文化建设的内在要求。与此同时，制定问责制度、提升监管力度、强化管理效力可以保障中医药院校制度文化的声威，引导高校师生将制度文化要求由合理认知转变为自觉践行。

（3）质量监管体系契合民主管理要求

发展性是中医药院校制度文化的活力之基、动力源泉。因此，要定期对学校的规章制度进行审查、修订、废除，维护相关制度的内在统一性，明确制度的主体负责制，丰富制度文化的评价方式，提升学校制度文化的自主更新能力，保障制度文化生成的发展性。这种发展性会吸引师生主动参与制度建设，促进制度文化的自觉创新、民主管理和强烈认同。学校高度重视管理中的民主要素，设立意见反馈快速通道，提升制度落实的效力和效率，最大限度地调动师生参与制度文化建设的主动性和能动性，倡导公开化、透明化、知情权、监督权，实现民主治校。

2. 中医药文化影响"行为"操守

行为文化是大学文化的最表层文化，却具有重要的研究价值。行为文化以行为主义学习理论、组织文化理论为依据，根据行为文化的对象不同，可分为学生行为文化和教职员工行为文化。在当今社会，多种多样的价值体系和思想观念冲击着大学生的思维发展，用中医药文化引领中医药院校行为文化建设，是中医药特色人才培育的必然要求和时代选择。

（1）将中华优秀传统文化融入中医药院校行为文化建设

马克思指出："人是由思想和行动构成的。"行动是思想的外在表现，传统文化精髓是中医药院校的生命力、意志力和凝聚力，是提升行为文化品位的重要基础。以黑龙江中医药大学为例，"龙中医人"不断地汲取传统文化精髓所带来的滋养，将"勤奋　求真　博采　创新"的校训精神与大学行为文化紧密融合，将中华优秀传统文化与大学行为文化深入融合，利用现代化学习资源，开展以"传统文化"为核心并凝练中医药特色的品牌文化活动，如端午"粽情食光"、香囊制作、汉字书法大赛、"四大经典"培训班、校园读书月等系列活动，积极教育引导中医药学子领悟中华传统文化的精髓，并通过参观博物馆、历史纪念馆等社会实践感知传统文化。

（2）培育"校风、教风、学风"，推进大学行为文化建设

校风建设是校园文化建设的重中之重，中医药院校的校风要有中医药的特色；教风是教师身上展现出来的思想文化素养和人格修养的综合表现；学风是大学生精神面貌、意志观念的集中体现。"校风、教风、学风"建设是中医药院校行为文化建设的重要抓手，是育人水平的集中体现。黑龙江中医药大学充分认识"三风"建设的重要性，相关部门齐抓共管，全体师生共同参与，以创建"三型班级"为核心，通过打造"使命担当型""文明示范型""安全成长型"班级，激发班级活力；通过"三风"建设，边推进、边监督、边引领，构建和谐的大学行为文化，促进大学生健康成长。

（3）打造中医药文化品牌活动，提升行为文化品位

中医药文化品牌活动是良好的实践载体，具有强大的精神动力，能够传播正能量，丰富师生课余生活。黑龙江中医药大学党委把握方向，顶层设计；团委总体部署，统筹管理；各学院组织实施，积极开展，先后开展了一系列"点、线、面"辐射全校、带动全员的中医药文化品牌活动，打造师生喜闻乐见、深度参与的学校文化节、艺术节、学生节等校园文化活动平台，以文明仪表、文明课堂、文明就餐、文明待人、文明离校等为重点，组织开展丰富多彩的深化文明修身教育活动；组织开展优秀教师、十佳大学生等评选活动，充分发挥先进典型的示范引领作用；基于中医药院校的学科特点，开展中医药综合知识竞赛、解剖知识竞赛、心理健康知识竞赛、护理技能大赛、针灸学知识竞赛等，引导师生参与精品活动，提升校园文化的供给力，用文化活动引导"龙中医人"行为文明。

3. 中医药文化营造"环境"氛围

环境对人的影响是潜移默化的。环境文化以交往与空间理论、城市意象理论、场所精神理论、环境心理学、建筑心理学为依据，根据环境文化的作用主体不同，可分为校内环境文化和校外环境文化。校园内看得见、摸得着，能对师生工作、学习、生活产生影响的一切物质条件的总和，称

为校园硬件环境或校园物质环境。环境文化建设是校园文化建设的重要组成部分，是实现育人目的的途径和载体，具有客观实在性和相对稳定性，其寓思想性、文化性、教育性、艺术性、时代感于一体，能够体现师生共同的思想追求、价值情感、自然审美等文化内容。

（1）完善硬件设施，推进环境文化建设

黑龙江中医药大学注重加强校园环境文化建设，有意识地在校园中设置人文景观和自然景观，把中医药文化渗透于校园环境的规划和建设之中，为师生营造良好的校园文化氛围，使学生在潜移默化中更好地学习和掌握中医药特有的思维方式及相关知识。校内的主要景观有大医之路文化园、经方小道、校史馆、高仲山先生纪念馆、中医药博物馆、中医药文化浮雕群、药用植物园等，不同的景观和谐地结合在一起，充分体现出中医药文化内涵的魅力。

（2）"中医药文化基因"植入环境文化建设

"医养结合"是集医疗、康复、护理、养老于一体的新型养老养护康复模式。学校在加快推进"医养结合"养老养护康复机构建设过程中，以前瞻性思维，注重加强"中医药文化基因"的"植入"。"医养结合"项目位于哈尔滨平房区哈南工业新城内，建设占地面积40万平方米，其中10万平方米的附属第二医院哈南分院、老年爱心养护康复中心和全科医生临床培养基地已完工。在黑龙江省政府、省卫生健康委员会、省民政厅等部门的大力支持下，该项目已成为黑龙江省"医养结合"的旗舰项目，今后必将在普及中医药知识、传播中医药文化方面发挥重要作用。

（3）营造浓厚优质的校外育人环境

学校稳步推进国际化办学进程，营造浓厚优质的校外育人环境，对外交流与合作谱写新篇章。学校与俄罗斯阿穆尔国立医学院合作开办的中西医临床专业顺利通过评估，共同发起成立中俄中医药创新发展联盟；哈尔滨国际中医药培训基地落户学校，中国－中东欧中医药中心（匈牙利）国际合作专项建设扎实推进；与澳大利亚阿德莱德大学合作创办全球首家传统医学研究院；由黑龙江中医药大学、伦敦南岸大学、哈尔滨师范大学共同创办的中医孔子学院成为全球首批"示范孔子学院"，学院现拥有由逾百名汉办教师和志愿者组成的多元化专业技能团队，拥有独立的办公楼和现代化中医教学诊所，是目前规模最大、发展最全面的孔子学院之一。

4. 中医药文化凝聚"学术"智慧

大学的学术文化是学术主体在探求知识、追求真理过程中所形成的学术观念、学术精神、学术道德、学术环境的总和。学术至上、多元开放、团结协作、公平竞争是众多学者追求的优良学术文化。对中医药院校学术文化进行系统研究后发现，不少学校不同程度地存在学术团体、学术载体、学术评价、学术管理行政化，学术欺诈、滥竽充数、弄虚作假功利化，近亲繁殖、"学霸文霸"庸俗化，创新不足、低产低效短寿化等现象。大学作为中医药专门人才的培养者、中医药学术发展的创新者、中医药文化的传播者和中医药社会服务的提供者，应积极发挥自身的办学优势，彰显中医药特色，开展丰富多彩的校园文化活动，通过提升创新能力，拓展文化传播平台，加强文化交流合作，营造科学与人文相互交融的校园文化氛围。

（1）打造国内外中医药文化交流平台

黑龙江中医药大学以创建文明校园为载体，提升文化育人实效。学校以创建全国文明校园为目标，积极开展校园群众性文明建设活动，每3年开展1次文明单位创建工作评选表彰活动，现已形成鲜明的育人特色，2014~2020年学校连续3次获评"全国文明单位"。学校注重打造中医药文化国内外交流与合作平台，形成内外联动合力，助推校园文化发展。例如，立足地缘优势，主动服务"一带一路"建设，深化与俄罗斯教育、科技、医疗的交流与合作；与阿穆尔国立医学院轮流承办中俄生物医药论坛（自2004年始，至今已连续举办18届）；发起成立中俄中医药创新发展联盟；举办4届英国针灸协会中医临床经典培训、新加坡中医师公会研修培训、美国西南针灸学院中医理论及临床培训；创办"龙江中医讲坛""中俄生物医药论坛""中医药文化讲坛""名医讲坛""校友讲坛""中医药青年论坛"等高端中医药研究和文化传播交流平台，邀请国内外知名专家学者举办学术、文化讲座，开展学术文化研究交流活动；开展青年说中医、礼敬中华优秀传统文化等活动2000余项，累计参与学生10万余人次。

（2）全面提升中医药文化传播能力和影响力

学校高度重视中医药文化宣传教育工作，充分利用中国政府网、《人民日报》、《光明日报》、新华网、《中国中医药报》、学习强国等媒体开展创新宣传工作，有效借助"报、网、端、微、屏、号"开展全方位中医药文化传播，拓展中医药文化传播平台；设计制作线上电子校报，实现校报纸质版、网络版和手机版同步发布，进一步提升传统媒体的传播力和影响力；编印《我和我的大学——纪念改革开放40周年征文集》《我和我的祖国——纪念新中国成立70周年征文集》；出版《全国中医药文化宣传教育基地名录》；建成黑龙江省中医药文化学术交流基地；成立学校社会科学界联合会；在黑龙江省设立中医药文化基地科研项目20项。学校加强中医药文化学科建设，主编全国中医药院校"十三五"创新教材《中医文化学导论》，参编全国中医药院校"十三五"规划教材《中医药文化学》（副主编），出版《高等中医药院校质量文化追求与培育》，获教育部人文社会科学规划项目、教育部思想政治工作精品项目等省部级课题20余项，获国家级教学成果奖两项、省级奖励30余项。

（二）"三纵到底"传承医德精髓

中国传统文化敬畏道德。道德培养渗透于各行各业，医学领域称之为"医德"。数千年来，我们从"大医精诚""医乃仁术""以人为本""辨证论治""医者仁心""悬壶济世""天人合一""精诚合一""阴阳平衡""调和致中""整体观念""人命至重""仁善立业""师道传承""谦虚合作""贵义贱利""精术显德"等理论和理念中认识到中医药文化的底蕴和精髓，仔细梳理中医药文化的传承演进，历代医家言传身行演绎的"大医精诚""医乃仁术""以人为本"饱含了中医药文化的哲学思想、认知方式、人文精神、伦理道德与核心价值，成为推动中医药事业持续向前发展的内生动力。

1."大医精诚"

中医学历来讲求"德术并重"，中医药院校最重要和首要的任务是培养学生的医德。《大医精诚》是唐代著名医家孙思邈专论医德的文章，从医德修养"精""诚"两个方面出发，详尽、精辟地论述了大医之志、大医之体、为医之法，其中饱含"美德论""人道主义论""生命价值论""义务论"等表述。

（1）"大医精诚"培养医学生自信达观的心理素质

医学生的心理素质对生活满意度、自尊、正负性情绪、焦虑、抑郁、人际关系、亲社会行为、学业效能、学业倦怠等都有一定的影响。同时，医学生存在人际关系方面的心理困扰，心理适应性和社会适应能力均较差。有研究表明，正面、乐观、积极的心理对医学生、医学院校及社会都是不可或缺的。黑龙江中医药大学将"大医精诚"融入心理健康教育、团体心理素质拓展、学生干部示范培训班、大学生心理剧场等系列活动，发挥医学生的主观能动性，使其深入了解职业心理的发展，不断提升职业心理素质，主动进行自我心理调适，做"情绪的主人"，摆脱因认知错误、困难压力而引发的职业倦怠和职业不适感。

（2）"大医精诚"培养医学生先进纯洁的思想品质

教师崇高的思想品德、良好的职业道德、文明的言谈举止和良好的心理素质对医学生思想品质的形成起着奠基、催化、修正和完善的作用，教师的仪表、举止、语言、态度、知识都在潜移默化地影响着学生。"校史、校训、校徽、校歌、校景"等校园文化，有助于提高医学生的思想品德和素养。黑龙江中医药大学不定期组织新生、新教师、校友等参观校史馆和高仲山先生纪念馆，举办"迎接明天的太阳——书写校歌大赛"、学唱校歌比赛，充分发挥校史、校训、校徽、校歌、校景在促进校园文化建设等方面的文化价值。同时，充分挖掘中医经典中的德育元素，举办"龙江医派杯"中医四大经典知识竞赛暨马骥基金颁奖仪式,引导医学生深入思考,领会"大医精诚"的内涵,实现"引导→感化→激励→塑造→改变→发展"的影响过程。

（3）"大医精诚"培养医学生正派高尚的职业道德

医学生一方面是健康中国的承担者和建设者,同时也是享用者和所有者。医学生的公民道德、职业道德、文明修养决定了校园文化的质量。研究发现,医学生职业道德的伦理基础、价值基础、内在特质及生命本体意识存在不充分、不牢固、不显著、不强等情况,为此应将"以人民为中心"的理论与"以患者为中心"的实践相结合,引领医学生的职业道德教育。社会主义核心价值观是社会主义核心价值体系的高度凝练和集中表达,也是医学生职业道德建设的根基。学校高度重视师德师风、医德医风警示教育,定期召开反腐倡廉大讲堂、警示大会,开展向国医大师学习、医疗行风建设专项教育督查、行风社会监督员座谈会、国际护士节庆祝大会暨授帽仪式、先进典型事迹报告会等,教育引导广大师生不断提升职业道德水平,努力践行为人民健康服务的宗旨。

（4）"大医精诚"培养师生追求"工匠精神"

生命至上、尊重科学、舍生忘死、救死扶伤是新型冠状病毒肺炎（以下简称新冠肺炎）疫情中彰显的"大医精诚"精神的独特写照。黑龙江中医药大学将"大医精诚"与社会主义核心价值观相融合,同时追求"职业之德"与"个人之德""社会之德""国家之德"的和谐统一,在精益求精、严谨求真、淡泊名利的"工匠精神"指引下,学校多个单位荣获全国"敬老文明号"、"黑龙江省职工职业道德建设先进单位"和"全省中医药工作先进集体"等称号,多人获得"国医大师"、"全国名中医"、"全国五一劳动奖章"、"全国科技系统抗击新冠肺炎疫情先进个人"、"全国优秀共青团员"、"全国优秀医院院长"、全国"最美中医"、中国康复医学会"最美康复科技工作者"、省劳动模范、省总工会"龙江工匠"、"龙江非遗年度人物"、"全省中医药工作先进个人"、"龙江最美人物（教师）"、"白求恩式好医生"、"全省高校教师年度人物"、省"优秀护理工作者"、"全省师德先进个人"、省"三八红旗手"、省"最美医生"等多项荣誉称号。

2."医乃仁术"

明朝王绍隆所著的《医灯续焰》里有"医以活人为心，故曰医乃仁术"的论述，清代喻昌所著的《医门法律》里有"医，仁术也"的内容，其将"医"与"仁术"紧密地联系在一起。中医学是"仁"与"术"的结合体，"仁"是医德的约束，"术"是操作的规范。

（1）"医乃仁术"夯实医学伦理学的理论根基

医学伦理学是中医药院校医德教育的核心课程，"医乃仁术"是医学伦理学的核心，其思想内涵历久弥新，传承不息，是立医之本、文化之根。"医乃仁术"定义了中医学与传统伦理的关系，一方面对医师道德责任和义务做出规定，另一方面对医师道德素质修养提出要求。诸多研究表明，医学伦理学能够培养具备良好道德情操和职业操守的中医药专业人才，因此被定为中医药教育最为关键的学科之一。黑龙江中医药大学高度重视医学伦理学教育，举办"教学促进工作坊"专题活动，开展医学伦理学教学督导工作和医学伦理学课程建设调研交流活动，经过多年建设，马克思主义学院已拥有医学伦理学二级学科硕士学位授权点。

（2）"医乃仁术"书写伟大抗疫精神的实践缩影

"医乃仁术"与中国古代伦理学的形成和发展密不可分，伴随着西医学的发展，它是抗击新冠肺炎疫情时"生命至上"口号的时代缩影。在习近平总书记对抗疫做出的重要部署里，"尽最大可能""最大限度""把人民生命安全和身体健康摆在第一位"等话语中都展现出"医乃仁术""生命至上"的精神。黑龙江中医药大学精准施策，积极组织医疗力量，全力参与抗疫，先后集结四所附属医院的精兵强将千余人次，火速支援哈市20余个社区和学校的核酸采集工作；同时派遣专家火速进驻哈尔滨市传染病医院、哈医大一院群力院区，开展新冠肺炎患者的中医救治工作；派送方舱实验室、核酸检测实验室运往北安、逊克县，支援黑河市全民核酸检测，保障短时间内阻断传播链、实行分级分类防控，确保黑河全民核酸检测高效完成；紧急煎煮中医药预防药饮——参花防疫饮数万袋，驰援巴彦县兴隆镇的医护人员、志愿者、一线工作人员，以及院区患者、教职工、保洁、保安，全力筑牢中医药抗击疫情的坚实防线；为一位91岁的东北抗联老兵提供专业医疗服务，用实际行动传承东北抗联精神，凝聚时代发展力量。

（3）"医乃仁术"培育中医药学生爱党兴国情怀

上医医国，中医医人，下医医病。性命相托的中医药事业关系到民族的兴衰，这是中国传统文化中特有的"身国同构""身国同治"思想。《孟子》《宋史》等著作中皆可见"治身"与"治国"的溯源。可见，医学生的个人职业理想及人生价值的实现与爱党兴国情怀紧紧地联系在一起。黑龙江中医药大学多举措培育医学生爱党兴国情怀，借助鲜活的历史事件和人物故事开展系列爱国主义教育活动；开展"共迎祖国华诞、厚植家国情怀"红色观影活动；在开学季、教师节、国庆节、毕业季等重要节点举行主题升旗仪式，教育引导医学生涵养爱国之心、砥砺强国之志、实践报国之行；通过不断提升爱党兴国荣校的荣誉感、使命感和责任感，打造出党史学习教育"龙中医"新样本；组织医学生积极参与庆祝建党100周年重点广播电视节目《全国大学生党史知识竞答大会》央视频同步在线答题活动，在全国2800多所高校连续10场（共10场）排名第一，夺得全国总排名第一的好成绩，掀起了学校党史学习热潮。

3."以人为本"

"以人为本"是中医药院校的医学传统，是人文主义精神的核心内涵。它是一种价值取向，是一种理论图景，又是一种实践方案。"以人为本"让中医药文化传承更有自觉性和主动性，让医学生的日常思政教育更有针对性和实效性。

（1）"以人为本"做好中医药人才培养工作

构建"一个校级创新训练大平台"+"两个创新能力培养载体"+"三

个结合、三个早入的人才培养理念"，以提升中医药人才的科研创新能力；构建"师－生－校－企－社"联动机制＋"学－技－创－管－言"能力模型，即"双五位一体"培养管理模式，以提升中医药人才的综合能力；建立"一流专业建设＋一流课程建设＋一流教师培养＋一流学生发展＋质量保障"五大体系，为一流中医药人才培养保驾护航。诸多研究表明，人才培养涉及的元素多、维度广、体系杂，因此，中医药院校的人才培养模式，无论是个性化、个体化的传统师承培养，还是规模化、精细化的院校培养，抑或导师制、现代学徒制、现代师承制培养等，都要在秉持继承与创新、理论与实践、共性培养与个性发展相结合的基础上，把握好一个原则——"以人为本"。黑龙江中医药大学"以高层次教师为本"，做好高层次人才评选推荐工作，大力开展"头雁"行动、"优秀创新人才支持计划""优秀青年骨干教师支持计划"，柔性引进国内外高层次优秀人才；学校"以广大教师为本"，鼓励教师外出学习，提高学术水平和教学、科研能力，同时逐步提高教职工的福利待遇，完善人才培育、引入、集聚、合理流动机制，以师德师风建设为核心，建立学校师德师风建设长效机制。

（2）"以人为本"开展中医药教育"从娃娃抓起"

随着《中华人民共和国中医药法》的颁布，中医药人才培养模式迎来了创新的沃土。2021年4月，中小学中医药文化教育研讨会在京召开。由国医大师王琦院士、国医大师孙光荣教授担任主编的中学版、小学版《全国中小学中医药文化知识读本》亮相研讨会，中小学生理卫生课学习中医药基础知识和中医药传统文化，推动中小学中医药文化教育更进一步。黑龙江中医药大学"以人为本"推进中医药文化进幼儿园播种、进小学浇灌、进中学成长，倡导中医药教育"从娃娃抓起"。学校组建招生宣传组，分别赴哈尔滨市第三中学（群力校区）、第十三中学、第122中学及黑龙江省实验中学等开展"中医药文化进校园"招生宣传活动，向中学师生普及中医药知识和文化；学校坚定文化自信，鲜活文化传承，开展"非物质文化遗产"宣传教育进校园活动。

（3）"以人为本"强化中医药师资队伍建设

师资队伍是学校发展的重要人力资源保障。研究显示，中医药院校的师资队伍在教学地位、师资培养体系、教学激励政策、教学管理制度、师资队伍建设、青年教师能力培养等方面尚存在诸多不足，生师比较高、"双师型"教师比例偏低、学缘结构失衡等结构性问题依然存在。对此，采用以文化师、以文培元、以文铸行提高教师的文化修养，夯实理论知识，助力知行合一。"以人为本"和"重视中医药文化的独特作用"是强化师资队伍建设最为重要的两个方面。国家中医药管理局等四部门聚焦人才培养、人才使用、人才评价、人才激励等印发的《关于加强新时代中医药人才工作的意见》，为中医药院校人才工作指明了方向。黑龙江中医药大学充分发挥名老中医药专家、中青年教师、临床医师的师资优势，将"上讲台""做临床""授经典"进行了完美结合。

（4）"以人为本"提高中医药院校服务能力

中医药院校开展人才培养、医学教育和师资队伍建设的目的最终都落在"服务"二字上，即持续提升中医药健康服务能力和水平，构建多元立体化的复合型健康人才培养体系，以及全周期、全方位中医药文化传承和社会服务体系，以提高中医药院校的中医药健康服务效能；助推中医药文化进校园、中医药常识进头脑，让中医药健康服务搭乘网络快车、物流便车等，以提高中医药服务能力。诸多研究表明，中医药高质量发展的根基是优质的中医药服务能力。人力资源和社会保障部、文化和旅游部、国家医疗保障局、国家药品监督管理局、中央军委后勤保障部卫生局等10部门联合印发的《基层中医药服务能力提升工程"十四五"行动计划》，提出了"五个全覆盖"和"提升基层中医药服务能力等7个方面的重点任务"，为加强基层中医药服务能力建设提出了具体要求和方向。黑龙江中医药大学吃透精神，用活政策，抢抓机遇，2021年11月12日，黑龙江省政府和国家中医药管理局联合发文，携手共建黑龙江中医药大学，旨在通过省局共建，不断提升学校的办学水平和核心竞争力，努力将学校建成中医药拔尖创新人才培养、科技创新和成果转化、文化传承传播及国际交流合作的重要平台和基地，建成特色鲜明、国际有一定影响、国内一流的中医药大学。

三、构建"四横三纵"中医药文化育人协同机制

新时代中医药文化育人体系的构建是一项系统工程，需要学校各个方面、各个层级聚焦中医药文化育人目标，协同配合。协同机制的构建包括课程协同、科研协同、实践协同、网络协同、心理协同、管理协同、服务协同、资助协同、组织协同等九个方面。

（一）构建"中医药文化＋课程"协同育人模式

所谓"中医药文化＋课程"协同育人，就是依托医学课程"知识体系化"的天然属性，追寻中医药文化与通识课程体系、思政课程体系、专业课程体系的认识共源、理论共通、思想共鸣，将中医药核心价值理念浸润于第一课堂、第二课堂、第三课堂教学，将中医药文化打造成由专业知识"点元素"、课程"线元素"、专业"面元素"、医德"体元素"融合的多维体。创新开展"志行班"育人模式，积极打造中医药课程育人的"群学习""群辐射"；利用中医药文化在不同专业、不同年级、不同学期、不同课程中的"文化张力"，实现中医药课程育人的知识传授、技能培养、朋辈互助的综合目标；优化中医药专业课程体系，合力打造政治高度"高"、历史广度"广"、思想深度"深"、人文温度"暖"的精品示范"课程群"。学校承办了2022年全国中医药行业高等教育规划教材专家指导委员会会议，将中医药人才培养目标与教材紧密结合，把思政内容、中医思维贯穿于教材编写始终，多措并举，加强中医药教材建设。

（二）构建"中医药文化＋科研"协同育人模式

所谓"中医药文化＋科研"协同育人，就是利用现代科学解读中医药原理，在加强中医药创新团队建设、培养中医药领军人才的同时，推动中医药科研的发展。学校重视科研育人团队攻关精神和协作意识的培养，通

过政策宣传、典型树立、楷模评比等方式，培养医学生在教师科研团队中潜心研究、探索创新、合作拼搏、奉献社会、至诚报国的精神，提高其政治、思想、道德和专业素质，杜绝"科研造假""学术失范"等行为，营造师生联合攻坚、科研育人的良好氛围与校园文化。

学校关心科技人才成长，准确把握科研渐进性和成果阶段性特点，举办科研启蒙沙龙、科研能力提升培训会，打造中俄医疗科研合作平台，发挥龙江道地药材和中医药科研优势，加快中医药科研成果转化，加速推进中医药产业现代化。"经典名方有效性评价及产业化发展工程研究中心"项目获得教育部工程研究中心立项，成功申报黑龙江·中国北药园项目；全国第四次中药资源普查通过国家专家组实地验收，建立了黑龙江省药材种子资源工作室，与牡丹江市、华润三九等10余家政企开展战略合作，为龙江全面振兴、全方位振兴做出了贡献。

（三）构建"中医药文化＋实践"协同育人模式

所谓"中医药文化＋实践"协同育人，就是将中医药院校的文化基因融入丰富多彩的文化实践、学术交流、科普活动和爱心行动，利用"校内＋校外"实践新课堂，让医学生深入基层、认识社会，体会中医药文化深厚的实践育人底蕴，培养医学生的实践能力和创新能力。

学校创新中医药文化体验志愿服务，打造中医药院校实践育人品牌。开展"不忘初心、牢记使命"主题教育，"七个一"系列学习实践活动；"燃梦百年，共创美好"世界地球日系列宣传实践活动；思政课主题学习实践活动；"雷锋精神"宣传实践活动；"我为群众办实事"实践活动；举办国家中医类别医师资格考试实践技能考试。在弘扬中医药文化、实践育人的过程中，学校荣获黑龙江省中小学生研学实践教育基地称号，2021年暑期"三下乡"社会实践活动获国家级表彰，黑龙江博物馆获批首批新时代文明实践省级示范点。

（四）构建"中医药文化＋网络"协同育人模式

所谓"中医药文化＋网络"协同育人，就是将中医药文化宣传、中医药故事宣讲、中医药魅力展示融入各级各类"报纸、网站、客户端、微博、微信、触摸屏"等云媒体平台，倡导良好的网络文明行为习惯，传播大医精神、抗疫精神等主旋律，弘扬科学精神、创新精神的正能量。

学校顺应数字化时代大趋势，"跨场景、跨时间、跨地域"深入推动"互联网＋中医药"服务。例如，打造智慧教学云盒系统，利用教室大屏设备打造教师端互动课堂；附属第二医院互联网医院全面上线，成为黑龙江省首家开设"互联网＋医疗健康"的中医医院；开展"就业指导不断线、就业帮扶不打烊"云就业服务系列活动；启动"5.25"大学生心理健康关爱云帮扶工作；开展新入职教师岗前云培训，利用"互联网＋"全新的思路和方法，催化中医药网络"精准、便捷、个性、灵活"育人的进程。

（五）构建"中医药文化＋心理"协同育人模式

所谓"中医药文化＋心理"协同育人，就是将中医药文化中"未病先防""既病防变""愈后防复"等理念与心理健康教育有机融合，通过培养医学生的心理健康品质，提升心理健康信念，构建理性平和、积极向上的中医药院校心理育人模式。

学校大力推进心理健康教育育人性与实践性的统一，每个新学期都开展心理健康知识讲座，关注广大师生疫情期间的心理健康；循环播放应对疫情的心理疏导短片，缓解常态化疫情防控、工作、学习、考研等带来的生活压力和不良情绪；开展五禽戏、太极拳、八段锦等户外团体健身功法情绪改善训练活动，增强师生的心理"免疫力"；开设心理健康教育的必修课、选修课、辅修课，满足医学生的心理健康教育需求；根据季节变化和专业实际，开展针对性的心理情景剧、素质拓展、知识竞赛等育人活动。

（六）构建"中医药文化＋管理"协同育人模式

所谓"中医药文化＋管理"协同育人，是在国家治理现代化视域下，系统学习和解读《中华人民共和国中医药法》等相关法规，增强医学生的法律知识、法律意识和法律信仰，将中医药文化渗透到教学管理、科研管理、班级管理、寝室管理、实验室管理、制度管理、行政管理、信息管理等方面面，营造"法治"与"德治"相互协同的管理理念。

学校沿着中医药法治道路阔步前进，积极构建师生参与的民生平台，畅通师生反馈渠道；开展中医药行业法治宣传教育，提高师生的法治素养；明确道德禁区、师德"红线"、医德底线，增强师生的遵法、学法、守法、用法的自觉性和主动性；用好大学生自我管理与服务委员会、心理协会等组织，提升医学生从"他育"到自我教育、自我管理和自我服务的能力。

（七）构建"中医药文化＋服务"协同育人模式

所谓"中医药文化＋服务"协同育人，就是在"智慧校园服务"下，将中医药生态、环保节约理念延伸到保卫、后勤、校医院、图书馆、医务处等服务部门，将院校服务岗位中的榜样育人元素、劳动育人元素、能力育人元素放大到学风建设、寝室建设等服务内容中；将中医药文化从细微之处展示在智慧校园统一身份认证、Web_VPN、师生服务大厅、常态化录播、智慧教学云盒、校园卡、校园自助、智慧型实验室机房、校园网等一系列服务当中。

学校问需于师生"靶向服务"，了解到学生有中医药知识产权方面的需求，即开展知识产权宣传周版权宣传活动；了解到学生缺乏公共卫生意识、缺少良好的卫生行为习惯，即开展安全应急与急救、传染病预防等专题健康教育活动；了解到师生对中药学的专业认证、专业建设水平的认知不够深入，即开展相关知识普及系列讲座；了解到残疾学生行动不便，即调整教室到有电梯的教学楼或教学楼一楼；了解到毕业生因人而异的毕业需求，即走访寝室，开展一对一的个性化"亲情送别"系列活动。学校关心师生、帮助师生、服务师生，为新生发放月饼，为家庭经济困难的学生送御寒棉衣，慰问教育督导员、抗疫一线医护人员、老党员、驻村工作队成员和在校留学生；从部门角度、党支部角度、党员领导干部角度推进

"我为群众办实事"活动，解决师生的实际问题。

（八）构建"中医药文化＋资助"协同育人模式

所谓"中医药文化＋资助"协同育人，就是走符合中国国情且符合中医药院校实际的学生资助之路。这种新时代的资助育人改变了过去单纯"保障型"的扶贫助人模式，在高校学生资助政策体系的基础上，向"发展型"的扶志育人模式转变。

学校积极践行"扶贫先扶志"的新时代资助工作要求，注重医学生不同阶段的职业要求和发展需求，深入挖掘与中医药相关的社会资源，挖掘优秀校友、社会人士身上的劳模精神、劳动精神和工匠精神，挖掘爱心企业、社会机构中责任、诚信、拼搏、优秀、励志和感恩的教育元素，将家国情怀、社会责任感、专业使命感融入人才培养体系，通过科学精准的资源倾斜和以人为本的情感关怀，实现中医药院校资助工作的育人属性，培养医学生正确的"劳动观"和"幸福奋斗观"。

（九）构建"中医药文化＋组织"协同育人模式

所谓"中医药文化＋组织"协同育人，就是充分发挥党团、社团等各级各类组织的育人功能。学校通过组织"最美医护团队""战疫有我群体"等，展现伟大的抗疫精神和无私奉献斗志，通过"能人辐射效应"，激励医学生承担起新时代中医药人的历史使命，在组织育人中推动中医药振兴发展。

学校创建满足新时代医学生成长成才的主体性、多样性需求组织，例如，组织大学生解剖学社，带领学生探秘人体结构；组建非物质文化遗产学会，带领学生体味"活的"民族个性和民族审美习惯；组建国学社，带领学生传承民族精神，体会独有的中华语境之美；组建药膳社团，带领学生欣赏中医学、烹饪学与营养学的完美结合；组建龙江本草学社，带领学生识本草，习药性，充分利用组织建设，带动医学生继承与弘扬中医药文化。

第二节　新时代中医药文化保障体系的构建

习近平总书记在全国高校思想政治工作会议上指出："要坚持把立德树人作为中心环节，把思想政治工作贯穿教育教学全过程，实现全程育人、全方位育人，努力开创我国高等教育事业发展新局面。"中医药文化历史悠久、博大精深，具有一定的正向价值和引导作用，文化育人的本质在于通过文化的核心观念教化人的道德，进而实现立德树人的目标。保障体系是一切工作的基础，高校要保证新时代中医药文化育人工作健康有序运行，就要建立科学完善的保障体系；要构建新时代中医药文化育人体系，就要不断完善育人制度，落实育人组织和建强育人队伍。

一、完善新时代中医药文化育人制度

制度是行动的依据，是做事的准则，也是各项工作能够顺利推进的保障。只有打好坚实的地基，才有可能建起万丈高楼。制度是工作赖以运转的基础，要保证新时代中医药文化育人体系的构建和落实，必须从制度上进行精心设计和科学规范。

（一）做好顶层设计

高校新时代中医药文化育人体系的建立首先要做好顶层设计，由校领导牵头，组成工作领导小组，开展专项会议，制订科学、系统的工作规划。学校在制定总体发展和校园文化建设规划时，要将中医药文化育人纳入其中，并将其融入人才培养工作的全过程。高校党委、行政部门要站在党和国家对人才培养的特殊要求的高度，从如何培养出能够承担起新时代使命的优秀人才的角度，做出相应的制度安排，将新时代中医药文化育人落实到人才培养的各个环节。要统筹开发学校的文化育人资源，搭建广泛的平台，提出具体的工作目标，系统设计实施方案、进度要求和评估方式，统筹全局，整体布局，确保中医药文化育人体系的有效实施。

1. 以国家政策为依托

社会主义核心价值观指导下的校园文化作为社会亚文化的一部分，发挥着倡导先进文化、传递优秀思想的育人作用。为了将校园文化的育人作用发挥好，国务院先后在《关于进一步加强和改进大学生思想政治教育的意见》和《关于加强和改进新形势下高校思想政治工作的意见》中强调，"校园文化具有重要的育人功能，要建设体现社会主义特点、时代特征和学校特色的校园文化，形成良好的校风、教风和学风"。

目前中医药院校的校园文化能够迅速发展，也源于国家对中医药文化发展的支持。2016年国务院第123次常务会议通过了《中医药发展战略规划纲要（2016—2030年）》（以下简称《规划纲要》）。这部纲领性文件强调，要"繁荣发展中医药文化，大力倡导'大医精诚'理念，强化职业道德建设，形成良好行业风尚"。在《规划纲要》的指导下，我国中医药事业快速发展。之后相继发布的《关于促进中医药传承创新发展的意见》和《中华人民共和国中医药法》，与《规划纲要》共同构建起中医药高质量发展的制度体系。高校新时代中医药文化育人工作的制度体系也应以国家政策和制度体系为依托，进行不断完善。

2. 以学校实际情况为依据

中医药院校的文化育人应根据医学生的特点，由外而内地将规章制度的约束力融入其道德品质养成，从制定并完善日常生活管理、教育教学、科学研究等规章制度入手。作为我国优秀传统文化的中医药文化，在医术上要求"大医精诚"，在医德上注重"悬壶济世、救死扶伤"，是不图名利、济世救人的仁心仁术。中医药院校也应具有明医理、识医术、讲医德的特色文化，通过制度建设，加强宣传，扩大影响，促使学生自觉遵守学校制度。

在制度建设过程中，明确医学生及教职工的职责、权利和义务也是至关重要的，建立奖惩制度，有助于医学生在日常学习和生活中合理使用应有的权利，履行应尽的义务，自觉形成良好的道德品质，在遵守、维护校园文化制度的同时体悟中医药文化的精髓，完成人格的塑造。

（二）优化培养方案

新时代背景下的高校应按照国务院《统筹推进世界一流大学和一流学科建设总体方案》的要求，以《国家中长期教育改革和发展规划纲要》为指导，不断优化人才培养方案。人才培养方案既是教育的"宪法"，也是学校教育教学各环节组织实施和评价的依据。高校文化育人应以中国特色为核心，以立德树人为根本，将其融入人才培养方案的培养定位、培养理念、培养目标、质量标准、培养模式五个方面。

1. 找准人才培养定位

医，仁术也。中医药工作者应具备高尚的医德和精湛的医术，中医药院校应开展医德教育，致力于培养德才兼备的中医药人才，与思政教育中的"立德树人"同向而行。中医药院校的人才培养一方面要将眼光放在世界和未来，拓展文化视野，构建高品位的文化育人架构；另一方面，要突出中医药文化育人特色，找准人才培养定位。

2. 明确中医药文化育人的理念

习近平在中共中央政治局第十八次集体学习时强调，中华优秀传统文化是我们最深厚的文化软实力，也是中国特色社会主义植根的文化沃土。古人经过数千年的实践探索，形成了先进的科学技术和思想理念，将中医药精神文明和物质文明汇聚在一起便形成了独具特色的中医药文化。中医药文化是中华优秀传统文化的重要组成部分。与思政教育中"以文化人、以文育人"强调的一样，中医药文化育人就是力图通过弘扬中医药文化，让医学生感受到强烈的文化自信，这也符合党中央提出的引导青年学生坚定"四个自信"的要求。中医药文化育人最具优势的就是培养医学生自信自强。

3. 明确中医药文化育人的培养目标

中医药文化育人旨在培养高品质医学类复合型人才，在育人过程中，需要帮助学生树立爱国主义情怀，提升学生的德育水平，培养健全的人格和敬业的态度，树立远大的理想信念。中医药文化育人是中华优秀传统文化在新时代的再创新，是中华优秀传统文化的传承，它有助于学生树立正确的人生观、价值观和世界观，塑造高尚的道德操守、高尚的人格品质、高雅的审美观和科学的健康理念，提升社会适应能力。

4. 建立系统可量化的质量标准

高校应建立并完善中医药文化育人的质量评价标准，把师生的中医药文化认知、文化体验、文化厚度、文化底蕴、文化品位、文化境界作为衡量的标准，把文化课程、文化实践、文化活动作为衡量的载体，依托完善的评价体系，对文化育人工作进行跟踪，建立绩效评价体系。黑龙江中医药大学通过对学生综合素质测评、相关部门的功能设定、第三方评估测评等方式，对中医药文化育人工作中存在的不足进行整改，不断提升中医药文化育人工作成效。

5. 将中医药核心观念融入培养模式

中医药文化是以"天人合一"、和而不同作为核心价值理念的。中华民族优秀传统文化中蕴含着以人为本、大医精诚的道德准则，追求和谐共生、均衡发展，体现出中华民族特有的认知方式及价值取向，中医药院校需依托专业特色，构建专业特色明显的育人体系。

（1）德育

从古至今，中医药文化领域的众多名家大师用其高尚的品德及情操谱写了历史，为后世留下了众多医学著作，从西汉著作《黄帝内经》体现"大医精诚、德术兼备"的核心价值观，到隋唐医圣孙思邈提倡的"大医精诚"理念被广为传颂，"大医精诚"理念千百年来成为中医药文化的德育主旋律，指引着后世中医药文化育人的发展。

（2）智育

中医药文化重视传统的传承，历代名家大师重视古籍中的经典理论，亦重视师承实践，在实践中结合实际情况领会经典古籍，完善古籍，著书立说，自成一派。隋唐医圣孙思邈勤学不辍，倾尽一生经验著《千金方》；李时珍经过数十年行医及阅读古典医籍后潜心著述，终著成最系统、最完整、最科学的医药学著作《本草纲目》。中医药文化既是一种传承的文化，也是实践中再思索、医术再突破瓶颈继而发展的文化。

（3）体育

中医药文化重视动静相宜，通过八段锦、太极拳、易筋经及五禽戏等传统保健项目调整身心状态，通过锻炼，舒展筋骨，使血脉通畅，达到强身健体、预防身心疾病的目的。

（4）美育

中医药文化的美是指"天人合一"的意境、"仁心仁术"的品德和"调和至中"的均衡。中医药文化中的美育是德育的延续和完善，在西汉时期，经典古籍《黄帝内经》就提出了"五音疗疾"的观点。古代的五音疗法，依托宫、商、角、徵、羽5种音律与五脏五行相呼应，五种音律对应民族曲目，以达到放松身心、强健体魄之效。"金"之特征，入肺经，商调式乐曲，音律高亢悲怆，铿锵宏壮。"木"之特征，入肝经，角调式音律，充满自然生机，万物如沐春风，生机盎然，音律亲切平和，如春回大地，万物新生。"水"之特征，入肾经，羽调式音律，音律淳朴，凄切婉转，悲凉柔和，似天接云涛，如行云流水。"火"之特征，入心经，徵调式音律，奔腾欢畅，层次清晰，欢快的旋律引人入胜。"土"之特征，入脾经，宫调式音律，悠扬宁静，庄重沉稳，静心凝神。五种音律有益于身心健康，能够提升医学生对音乐的审美水平，使其明礼修身，体悟医者仁心的境界。

（5）劳育

生命来源于天地，劳动教育的根在天地间、在自然里。中医药院校可通过中草药培植对医学生进行劳动教育，将中草药知识融入日常生活，学生通过种植中草药，为中草药除草、松土、施肥、浇水，不仅能够了解中草药的生长环境、生长周期、种植方法和药理属性，提高对中草药的认知，还能提升动手能力、观察能力和解决问题的能力；学生通过劳动，不仅能够获得成功的喜悦，还可激发其热爱自然、尊重生命、维护生态平衡、保护自然环境的热情，具有一定的探索精神。

（三）中医药文化育人制度的制定与执行

中医药文化育人工作是一项创新性的系统工程，要想取得好的效果，就要制定相应的规章制度，设计工作流程，确定评价标准，明确工作目标。

1. 中医药文化育人制度的制定

制定中医药文化育人制度的目的在育人，在于培养德、智、体、美、劳全面发展的复合型人才。

（1）制定激励性制度

以往的制度更偏重于约束性，多强调的是教师和学生的义务，而权利体现得较少。在公平、民主的社会环境下，高校的制度更应体现激励性，以制度保障主体的权利，激发师生参与校园文化活动的热情，调动其遵守制度的积极性和自觉性，从而按照制度的要求形成良好的生活方式。

（2）制定生活化制度

高校的制度与学生生活密切相关，中医药文化育人制度要以学生生活为基点，关注学生在生活、成长中的教育问题，制定与学生发展相吻合的制度，用制度做保障，促进问题的解决，达到育人的目的。

2. 中医药文化育人制度的宣传与监督

（1）优化中医药文化育人制度宣传方式

中医药文化育人制度要发挥育人功能，在制度制定和宣传时要注意语言表述委婉，尽量使用"可以如何""有什么样的权利"等语言，避免使用"必须""严禁""不能""严惩"等字眼，以形成积极的行为导向，起到更好的激励作用，提升育人效果。

管理者和专业教师要做到言传身教。"德高为师，身正为范"，教师应重视对制度的认同和执行，避免将消极的言论传递给学生。

（2）加强中医药文化育人制度监督

制度的生命力在于执行，要完善责任追究制度，制度监督者要履行义务，正义执法。要正确理解监督的内涵，并不是制定一种制度去监督另一种制度，而是通过制度的制定，调动人的主动性和积极性，增强参与度和执行力，使监督形成合力。加强中医药文化育人制度监督既有助于弥补以往制度的不足，也是中医药文化育人制度得以顺利执行的动力和支撑。

二、落实新时代中医药文化育人组织

落实新时代中医药文化育人组织就是明确学校各个部门在中医药文化育人中的职责，调动各部门参与中医药文化育人的积极性和主动性，做好育人实效考核与评价，使中医药文化育人工作落到实处。中医药文化育人组织主要包括学校党委和行政部门、党委宣传部、教务处、团委、学生工作处和院系六个方面。

（一）学校党委和行政部门

党委和行政部门是学校各项工作的领导核心，对于工作的发展方向、策略方案和落实情况起着决定性的作用。学校党委和行政部门负责中医药文化育人的顶层设计，即如何将中医药文化育人融入学校的发展规划、核心理念、办学定位和人才培养当中。

1. 坚持以党的指导思想为实践指南

高校党委需不断增强政治意识，全面贯彻党的教育方针，牢牢把握学校的发展方向，始终将高校思想政治工作贯穿党委工作之中，在政治上"举旗帜、指方向"，在工作中"抓全局、有决断"，在组织上"带班子、强队伍"，在监督上"敢担当、抓落实"。

2. 抓好巡察监督和校务公开

高校党委要不断规范各类组织机构，完善组织制度和规章，保证各级各类组织，无论是党组织、共青团组织、工会组织、学生会组织，还是大学生社团组织，其建设都必须做到目的的正当性、内容的正确性、程序的合法性和方式方法的合适性。要坚持以上率下，实地调研，突出问题导向，找准着力重点，解决突出问题，确保中医药文化育人工作的规范化、科学化、现代化。

3. 整体布局，统筹推进

高校的所有组织无一不具有育人功能，都应承担起育人责任。然而不同的组织有着不同的育人要求、育人内容和育人方法，这就需要高校党委充分发挥领导力，加强统筹协调、整体推进，在思政工作中融入中医药文化，确定好目标、职责，完善监督、考核，使各类组织在发挥自身特色功能的同时，又能与其他组织相互整合，彼此协同，形成合力，达到育人质量的整体提升。

（二）党委宣传部

党委宣传部负责学校的对内对外宣传，对内宣传党的方针政策，强化意识形态建设，组织政治理论学习，进行精神文明建设，构建校园特色文化；对外通过媒体，宣传学校的重大事件和日常活动，对于营造浓厚的中医药文化育人环境起着思想引领作用。

1. 营造中医药文化育人环境

借助宣传栏、条幅、LED 显示屏等宣传工具和校媒体，营造浓厚的中医药文化育人环境，从校园规划、建筑设计、绿化环境等入手，在物质景观中融入中医药元素，打造具有中医药文化特色和体现学校精神的人文景观。

2. 积极加强外部媒体合作

广泛开展中医药文化宣传，通过网络、新媒体、电视、广播、报刊等媒体平台，开展中医药亮点成效宣传、中医药文化推广、中医药健康知识宣传、名中医访谈等，鼓励学校各部门合理利用视频号、直播等开展宣传，营造支持中医药文化发展的良好社会氛围。

（三）教务处

教务处作为学校的教学管理机构，主要负责教师的教学和学生的学习。教务处的任务是将中医药文化育人融入文化课建设、教师素养规范和学生的学习要求，并通过制度化条例和量化指标保证教师和学生完成既定目标。

1. 加强文化课程建设

在文化课程建设方面，从培养学生对中国传统文化的关注、了解和尊重入手，加强中医经典教学，夯实中医经典知识，根据不同专业的学生需求和特点，设计与现有课程相融合的教学内容，探索中医药文化育人的教学方法，创新中医临床课程教学新范式。

2. 提高教师素养

教师是培养优秀中医药人才的关键因素，教务处需不断加强师德师风建设和教师的技能培训，强化优质的教育理念，传播先进的思想文化，建立系统的评价方式，作为教师素养与育人实效的检验标准。

3. 助推学生进步

成事，需先成势；成势，则需有制。为确保教学和育人质量的提升，教务处需制定完善的课程学习、考试管理和学业预警等相关管理办法，发挥优秀学生、班干部、辅导员及管理人员的作用，通过谈心帮扶、课后辅导、家校合作等方式，帮助基础较差的学生提高学习成绩，助推优秀中医药人才培养。

（四）团委

团委主要负责大学生的思想引领和主题教育，组织团建工作，引导大学生进行创新创业、志愿服务和开展校园文化活动。团委一方面要向大学生进行中医药文化宣传，如主题教育讲座、学术沙龙、经典诵读、演讲比赛等；另一方面要组织大学生开展中医药文化实践活动，如宣讲、义诊、文艺演出等。

1. 开展中医药文化主题教育活动

例如，通过中医药文化讲座、参观中医药文化基地和中医药特色体验等方式，宣传中医药理论、特色和健康知识，组织中医药主题竞赛、艺术表演、摄影、中医药原创海报征集、遴选优秀微视频等活动宣传中医药文化。

2. 组织大学生志愿服务

大学生志愿服务是一种通过让学生亲身实践的方式开展的育人教育。团委通过让医学生参加健康知识宣讲、社区或福利院义诊、老人院关爱活动等志愿服务深入理解中医药文化，培育医学生的中医药文化核心价值理念。

（五）学生工作处

大学生思想政治教育、心理健康教育、资助和日常管理工作是学生工作处的主要职责。工作中需遵循大学生思想政治工作要求、时代价值引领原则和医学生成长成才规律，从中医药传统文化中探寻新的育人途径，以中医药文化提升思政教育的凝聚力，增强学生的专业认同感，将"大医精诚""医无德不成""医乃仁术"等理念贯穿于思政工作的全过程，助力培养中医药事业传承人。

1. 大学生日常管理

文化建设以制度为保障，对大学生的日常管理具有规范约束作用。完善的日常管理、评奖评优、违纪处分等制度，有助于学生树立起对规则、制度的敬畏之心，养成文明习惯。

2. 大学生心理健康教育

在大学生心理健康中发挥中医药传统文化的优势，将中医功法和五行音乐等疗法与西方心理疗法相结合，在提升大学生心理健康水平的同时，使其树立文化自信，践行中医药文化的核心价值。

3. 大学生资助工作

中医药文化中的仁爱对大学生资助工作具有推进作用。大学生资助是和谐社会理念在高校的反映，需将"扶困"与"扶志"结合起来开展资助，不仅包括物质上的资助，也包括精神上的资助，引导大学生树立诚实自信、奋发向上、知恩图报、敢于担责的人生目标。

（六）院系

各院系直接负责各专业学生的思想、学习和生活，直接影响文化育人工作的落实程度和育人效果。院系领导和教师不仅要教授学生专业知识和技能，还要整合资源、开展活动，传递专业文化和精神。

1. 整合资源，确保落实

医学生的培养成才是各院系工作的核心目标，是一切学生工作的初心，在中医药文化育人过程中挖掘、整合和提炼本专业优质的文化资源是一项系统工作，需打破部门壁垒，协同各部门的优势力量，以育人为初心，组建育人队伍，制定育人机制，将各部门育人工作互通互联，使中医药文化育人工作落到实处。

2. 开展活动，提高素养

各学院需按照学校要求，并根据专业特色组织开展一系列的学术活动和实践活动，提高医学生的专业技能和文化素养。

总之，学校党委和行政部门、宣传部、教务处、团委、学生工作处、院系在学校处于不同的地位，分管不同的领域，只有分权明责，通力合作，才能使各部门发挥出最大效力，进而形成合力，统一于新时代中医药文化育人工作之中。

三、建强新时代中医药文化育人队伍

在全国高校思想政治工作会议上，习近平总书记指出，"长期以来，高校思想政治工作队伍兢兢业业、甘于奉献、奋发有为，为高等教育事业发展作出了重要贡献"。打造中医药文化育人队伍是落实新时期中医药文化育人工作的重要保障。

（一）管理队伍

管理队伍包括学校的学校党委、行政部门和院系管理人员。管理队伍统筹规划学校整体文化育人工作，并通过制定中医药文化育人制度、建立相应考评机制，对学校中医药文化育人机构和个人进行规范和监督。管理队伍是中医药文化育人的组织者，只有增强其文化育人意识，提高其文化育人谋划能力、统筹协调能力，才能保证中医药文化育人工作的有序进行。其中加强学习、培训和交流，建设一支有较高政治素质、良好文化素养的中医药文化育人管理队伍，是提高中医药文化育人工作的第一步。

1. 明确岗位职责，强化责任担当

学校发展离不开科学的管理，明确岗位职责是建设专业化中医药文化育人管理队伍的首要任务，只有定岗明责，才能提升管理队伍的服务意识、责任担当意识和大局意识，为中医药文化育人的实施提供保障。

2. 加强教育培训，提高综合能力

管理队伍能力的提升离不开教育培训，在新时期，中医药院校的管理队伍建设需拓宽教育方式，丰富教育内容，加大投入，促进管理水平的提升。

（二）教师队伍

教师是新时期中医药文化育人的主力军。"才者，德之资也；德者，才之帅也"。人无德则不立，中医药文化育人的根本目标是立德，实现全员育人、全程育人和全方位育人。

1. 提升教师队伍的文化自信

中共中央、国务院印发的《全面深化新时代教师队伍建设改革的意见》指出："把提高教师思想政治素质和职业道德水平摆在首要位置，把社会主义核心价值观贯穿教书育人全过程，突出全员全方位全过程师德养成，推动教师成为先进思想文化的传播者、党执政的坚定支持者、学生健康成长的指导者。"中医药文化育人中所展现的传统文化的道德品质，与中国特色社会主义文化自信相辅相成，提升教师的文化自信，能够促进中医药文化在新时期发扬光大，打造一支专业能力强、服务水平高的教师队伍需要教师对中医药文化的高度认可，从而更好地投身到中医药文化育人当中。

2. 提高教师队伍的文化发掘能力

从古至今，教师始终是中华文化传承的重要力量，《新时代高校教师职业行为十项准则》明确提出，传播优秀文化是教师的重要职责，要鼓励教师善于从专业课中发掘文化育人资源，主动履行课程思政职责。中医药院校要引导教师在课堂教学中挖掘中医药文化元素，在专业课中融入思政教育内容。

3. 加强教师队伍的文化课开发能力

中医药院校特有的中医药文化是重要的育人资源，学校要组织专业教师参加相关培训、校内外沙龙或学术交流等，组织专业教师与思政课教师集体备课，鼓励经验丰富的教师指导青年教师，营造以强带弱的良性发展格局，丰富中医药文化育人课程资源，强化中医药文化育人课程体系建设。

（三）辅导员队伍

辅导员具有教师和管理者的双重身份，承担着医学生的思想政治教育、心理健康教育、日常事务管理和实践活动等多项任务，打造一支文化水平高、管理能力强的辅导员队伍，有助于提升医学生的思想政治水平、道德水平和文化素质。

1. 提高辅导员的中医药文化素质

学校需充分利用中医药学科的教育资源，为辅导员提供中医药文化培训渠道。针对非中医药专业的辅导员，联合中医药专业教师，制定合适的培训方案，开展系列讲座及中医药文化科普课堂，提高辅导员的中医药文化素质。针对辅导员工作琐碎、业务繁忙的特点，学校可建立微信公众号、微博等，定期向辅导员推送中医药文化知识，用灵活多变的方式缓解辅导员的工作压力。

2. 开展具有中医药文化特色的实践活动

面向辅导员队伍开展具有中医药文化特色的实践活动，能够提高辅导员的学习主动性，提高其对中医药文化的认知。在此基础上，辅导员可通过丰富多彩的思想政治教育活动促进中医药文化的融入，使学生直观感受中医药文化中所蕴含的丰富资源，启发学生对中医药文化的自豪感和归属感。

（四）服务人员

服务人员是指中医药院校的教学辅助人员和工勤人员等。他们虽然很少直接参与中医药文化育人活动，但他们的服务态度、服务水平对医学生的行为举止有着一定影响。《关于加强和改进新形势下高校思想政治工作的意见》中提出了"三全育人"的概念，即全员育人、全程育人、全方位育人，其以立德树人为核心理念，强调在日常教学活动中加强大学生的思想政治工作。因此，提高服务人员的中医药文化素养对于中医药文化育人具有积极意义。

1. 强化服务意识

中医药院校的一切工作都是围绕育人展开的，教师、管理者和后勤职工都要转变观念，树立为学生服务的意识。各个岗位都要努力做到全心全意为学生服务，如此，教育管理才能更入情入理、合情合理，学生才会心服口服。

2. 提高服务水平

中医药院校需加大对后勤服务现代化的支持力度，以满足师生的服务需求为目标，打造一流的后勤服务环境。同时为后勤人员创造条件，鼓励他们通过培训提升自身的学历水平与技能水平，调动其工作积极性，满足师生的个性化需求，提高师生的服务满意度。

（五）学生文化社团骨干

学生文化社团骨干是学生社团组织的关键成员，学生文化社团骨干要结合专业特点，建设各具特色的文化社团，并利用其在学生中的威信力和号召力，鼓励学生积极参与文化活动和文化实践，增强大学生的文化自觉和文化自信。

1. 成立中医药文化社团

中医药院校需依托社团管理体系和专业资源，成立与中医药文化相关的社团和兴趣小组。中医药文化博大精深，社团成员在实践中能够逐渐理解、认同传统中医药文化，进而提升其道德水平和文化素养。学生结合自身专业特点发展相关社团，能够发挥带头作用，做到学生带动学生，提高中医药文化的融入效率。

2. 发挥朋辈榜样作用

朋辈是指年龄相仿，生活环境、价值理想相近，有着共同语言、相同兴趣爱好且易于结成伙伴的群体。朋辈关系是凭借各种媒介联系方式建立起来的社交方式，中医药文化育人依靠大学生中的朋辈关系，有助于解决学习、生活和情感遇到的各种各样问题。由于年龄相仿，学习、生活环境相同，有着共同的兴趣爱好，故而更有利于组织集体活动，利于中医药文化育人工作的实施。

第三节　新时代中医药文化育人评价体系的构建

中医药文化育人的目标是达到良好的育人效果。构建中医药文化育人评价体系和评价机制，有助于育人目标的实现和中医药文化的传播。科学的中医药文化育人体系还能调动各部门及人员的育人主动性和积极性，规范中医药文化育人工作。

一、新时代中医药文化育人评价体系机制

机制是指各要素或部分之间的结构关系和运行方式。要建立新时代中医药文化育人评价体系就要明确构建原则和功能，并以新时代中医药文化育人保障体系内容为标准，依照其制度设计、组织责任和队伍建设，从学校层面、教师层面和学生层面探索新时代中医药文化育人效果的评价体系机制。

（一）新时代中医药文化育人评价体系的构建原则

1.科学性原则

想要对新时代中医药文化育人工作进行全面、客观的分析，就需基于数量与质量、过程与成果、长期与短期、主观与客观等多个视角展开，因此其体系制定的科学性尤为重要，需要思考如何实现科学可行、做到权威客观、符合发展目标、反映实际水平。新时代中医药文化育人体系应做到上下级彼此独立又互相联系，相互包含隶属而不重叠交错，覆盖全面且没有遗漏，杜绝混乱的工作秩序，提高信度与效度。此外，体系的设计者与评价的施测者还需思考评价采用的指标体系中各维度权重分配是否合理、

方法手段是否切实可行等。

2.目的性原则

习近平总书记在全国高校思想政治工作会议上提出，"要坚持把立德树人作为中心环节，把思想政治工作贯穿教育教学全过程，实现全程育人、全方位育人，努力开创我国高等教育事业发展新局面"。立德树人是中医药文化育人的核心价值理念，其本质是人类文化积极正向的价值引导，是教导人们追寻高尚的道德、理性的思维和优秀的品质，通过文化育人，不断提升思想政治工作水平，培养出德、智、体、美、劳全面发展的新时代大学生。

3.可量化性原则

新时代中医药文化育人评价会出现结论的定性与定量评价、指标的模糊与确定评价、标准的绝对与相对评价，但无论怎样体现，都应给予明确的权重与赋分。比如将结果的定性排序向定量转化加权，保证最后呈现量化分值，以便根据量化分值得出定性分析结论及可行性对策。

4.促进性原则

良好完备的评价体系应对中医药文化育人工作起到极大的促进作用。因此，无论是学生和教师素质的提升，还是环境资源配备和实践活动设计等，中医药文化育人评价体系均应体现促进性和发展性，保证评价内容能够顺应时代要求和学生需求。例如，设置或提高年度学生活动参与度的"发展值"，教师培训次数不低于某一比例的"底线值"，避免驻足"舒适区"，从而形成持续良性促进机制。

新时代中医药文化育人评价体系的制定要遵循国家对高校文化育人的培养目标，以大学生复合性发展的现实需要为出发点，在实践中不断积累经验，调整评价内容，细化评价对象，整合评价维度，实现对中医药文化育人体系内外部各要素的调控与促进。

（二）新时代中医药文化育人评价体系的功能

对中医药文化育人效果进行评价，旨在对其各维度的实现情况进行全面科学分析，体现导向功能、教育功能和改进功能。

1. 导向功能

评价设计及实践过程中体现出的目的明确、流程规范、维度精准的特点使得其权威性得以保证。一个科学、完整、可行的评价体系作为一项工作的"硬指标"和"参考标准"，对各个环节，即组织管理、目标设置、内容安排、方法选择、资源投入、保障等均能起到准确、正向、科学的引导和支配，可以引导被评方关注"要评的是什么""重点评哪些内容""何时进行评价"，思考"工作中要做什么""应该怎么去做""如何可以做得更好"。简言之，在教育活动中，将价值观形成体现在评价体系之中尤其重要。评价体系有着极强的导向作用，社会环境的复杂性和思想潮流的多元性影响着大学生的判断和是非观念的准确性，科学的评价体系有助于引导大学生对事物有正确的价值判断，帮助高校树立正确的教育观念。

2. 教育功能

中医药文化育人体系是顺应时代社会需求和教育改革发展的一种育人方式，对于办学理念、领导观念、教师素质等都提出了新的要求，因此，办学理念创新、教育理念创新、教学手段创新实际上都是通过评价来体现的。实际上，对评价体系的学习也是对组织者和教育者的教育过程，在这个过程中需要领会评价的原则、功能、层面和方法，深入组织、实施和分析等实践过程，在过程中提升评价能力。

在中医药文化育人评价中，教师需深入了解中医药文化的本质，改进中医药文化育人方法，提升工作效率，优化学科内容，创新工作思路，激发学生的学习热情和动力，寻找符合医学生成长的道路，提升医学生的综合能力。在课堂教学与指导教育过程中传递中医药文化知识和观念，并主动融入中医药育人评价体系的各个环节。

3. 改进功能

中医药文化育人评价体系可用于评价工作对象是否合格、优劣程度及水平高低等，然而评价并不是为了淘汰，而是在评价中发展，因此，"评建结合，以评促建"是将教育目标设计、实施、反馈、评价等不同阶段形成良性循环的重要一步，对教育教学过程中的信息反馈具有调整目标、填补缺失、改变方向、修正错误、挖掘典型等作用，有助于管理者和教师了解教学和育人过程中的不足，从而针对性采取对策。

为了全面、准确了解评价对象，要对收集到的内容进行筛选鉴别、分析综合，进而找出原因，提出改进措施，优化评价体系。科学运用评价体系中的改进功能，不仅能够全面、客观地总结教育效果，挖掘典型经验，而且能够有的放矢，针对性地解决问题，实现教育全过程的整体优化。

从学校层面建立评估体系，需依托学校党委和行政部门、教务处、宣传部、团委、学生工作处及各个院系。党委和行政部门负责顶层设计，对评价标准的制定起着引领作用。教务处负责教学安排和课程规划，评价标准要体现计划性、合理性、系统性和可操作性。党委宣传部门的评价标准需聚焦营造浓厚的文化氛围，建立特色的人文景观和文化环境。团委承担着培育社会主义建设者和接班人的使命，其评价标准需体现先进文化的引领性和大学生的凝聚性。学生工作处负责学生的日常管理和思想政治教育，其评价标准应围绕学生的日常道德水平和行为表现进行制定。各院系负责学生的管理，其评价标准应体现优质专业文化环境和组织多彩专业文化活动等。

从教师层面建立评估体系主要包括专业教师和辅导员两个方面。专业教师的评价标准是较高的文化素养、宽阔的文化视野和较强的专业能力。辅导员的评价标准应主要体现中医药文化素养、面向学生开展中医药文化宣传和教育的方式及效果、管理和服务学生的效果等。

从学生层面建立评估体系包括学生个体和团体两个方面。学生个体的评价可从文化课学习、文化活动参与和文化实践等方面进行。学生社团可从文化活动的数量和种类、文化服务的效果和影响等方面进行考核。

二、新时代中医药文化育人的效果评价

构建新时代中医药文化育人体系，目的是创新中医药院校文化育人方式，提升育人成效。判定新时代中医药文化育人成效的办法就是评价。实施新时代中医药文化育人效果评价包括定性评价与定量评价、过程性评价与总结性评价、主观评价与客观评价和第三方评价等多种方式。

（一）定性评价与定量评价

定性评价是指对事物的质量、特征、特点等做出的描述性评价，是对事物做出的"质"的定性判断。定量评价是指根据标准或规定，利用数值或百分比来描述事物的评价，是对评价资料做"量"的分析，以便更加客观、简便地呈现评价结果。定性分析是评价的初始点，是本质及归宿的客观要求，科学、完整的评价需以定量分析为基础及实践依据。定量评价是定性评价的数据支撑，定性评价以定量评价为前提，只有两者结合，才是科学的评价方式。通过"定性 – 定量 – 定性"的过程，方能形成准确的评价。因此，只有两者结合，才能更加清晰、准确、全面、科学地反映客观实际，使评价结果更具说服力。

（二）过程性评价与总结性评价

过程性评价是对教育进程及学生需求所进行的实时动态把握，以及时发现问题并加以调整，在形式、时间上较为灵活，多用于教育教学过程中的自我提升。总结性评价是一种事后评价，是对已完成的教学活动及取得的成效进行统计分析，并与事先设定的目标进行对比，从而做出价值判断，多用于整体情况的把握。两者的区别在于过程性评价关注的是过程，总结性评价关注的是结果。就新时代中医药文化育人效果评价而言，过程性评价主要用于评价教育过程中学生在文化自信、思想品德、专业素养等方面的变化，总结性评价主要用于评价教育活动的效果、取得的成绩等。

（三）主观评价与客观评价

主观评价主要关注受教育对象的主观感受，客观评价主要关注教育

实施者的实践与成果。主观评价受教师专业领域、知识储备、个人偏好及评价过程等客观因素的影响，容易产生一定的倾向性。其评价标准不易把握，甚至会出现偏差。主观评价与客观评价相结合，既能避免主观评价偏重主观感受的倾向，也能避免客观评价难以测定的弊端，提升评价的科学性与合理性。

新时代中医药文化育人体系中，学校的组织管理、课程设置、时间安排等多以数据形式呈现，属于客观指标。在评价时需关注主体层面，充分利用学生综合测评体系，获取相关资料，以保证评价的全面性、真实性、有效性和精确性，提高评价的效度与信度。

学生综合评价是一个较复杂的系统，要将体现学生文化素质的指标纳入思想道德范畴。设计学生综合评价体系时，既要包含通识课选修情况，也要包含学生的文化素质。文化素质的考核必须具体，如文明素养、文化实践等，并尽可能量化，具有可操作性，提高中医药文化育人实效。

（四）第三方评价

第三方评价是指独立第三方评价和委托第三方评价。第三方评价是评价机制外部制衡的一种必要补充，能够弥补自我评价的缺陷，在提升工作效能上具有难以替代的积极作用。新时代中医药文化育人成效评价引入第三方评价是一种可行有效的方法。

三、新时代中医药文化育人评价体系的主要观测点

新时代中医药文化育人评价体系的构建，不仅在于评价中医药文化育人的效果，还在于促进中医药文化育人工作的有序推进和持续开展。其主要观测点有以下几个方面。

（一）学校方面

1. 学校党委和行政部门

（1）学校有独立、整体和科学的中医药文化建设规划，并将中医药文化育人目标纳入改革发展整体计划，纳入顶层设计，融入人才培养方案。

（2）学校有整体工作方案和阶段性实施方案，有相关文件及工作制度，有年度工作计划和年度工作总结；文化制度规范，有工作激励机制，各种制度对师生具有制约力和促进作用，制度规范通过正式文件下发且严格实施。

（3）学校党委、行政部门定期研究中医药文化育人工作，1年至少召开1次工作会议。

（4）成立由学校党委主要负责人为组长的领导小组；中医药文化育人进入党委和行政年度工作报告；学校党委常委会每年至少听取1次中医药文化育人工作专题汇报。党政主要领导参加中医药文化育人活动或听教育课。

（5）学校有文化治理、文化育人的具体措施，切实提升文化软实力。中医药文化育人理念先进，设施齐全，能够满足师生的文化教育和文化生活需求，中医药文化育人途径逐步现代化。

2. 教务处

（1）实施"课程思政"工程，增加通识课程的比重。

（2）从文化意识、文化发掘能力、文化课程开发能力三个方面对教师制定详细的考核标准，并纳入绩效工资和职称晋升相关指标考核要求。

（3）从文化课程、文化活动、文化实践三个方面对学生制定详细的考核标准，作为期末考核和评优评先准则。

（4）探索建设在线课、慕课、微课，有校级或校级以上精品课或教学展示课。

（5）创新教学手段，采用参与式、互动式、体验式、分享式教学模式，每年组织学生对中医药文化育人教育课程进行评估。

（6）使用规范教材或校本特色教材，编撰相关校本课外读物、宣传册等学习资料。

3. 党委宣传部

（1）统筹中医药文化育人年度宣传计划。

（2）将中医药育人文化宣传融入校园景观。

（3）借助宣传工具（宣传栏、条幅、LED 显示屏等）和校级媒体，营造中医药文化育人氛围；利用广播、校报、橱窗等加大中医药文化育人宣传力度，有特色宣传视频或体现中医药文化育人的文创作品。

（4）立项中医药文化育人类思政课题。

4. 团委

（1）每年开展中医药文化育人活动，活动丰富多彩，具有特色品牌活动。

（2）组织中医药文化育人校外实践，积极参与社会实践，发挥中医药文化育人的辐射作用。

5. 学生工作处

（1）制定医学生日常管理、评奖评优、违纪处分等规章制度，引导大学生树立制度意识、诚信意识、规则意识，养成文明习惯。

（2）在大学生心理健康教育中发挥中医药文化育人的优势，在提升大学生心理健康水平的同时，使其树立文化自信，践行中医药文化的核心价值理念。

（3）将"扶困"与"扶志"相结合，开展中医药学子资助工作，在进行物质资助的同时给予精神资助。开展诚信宣教活动，培养受助学生的诚实守信意识；通过感恩教育，培养受助学生知恩感恩、回报社会的意识，以及自立自强、勇于担当的良好品质。

6. 院系

（1）有课程思政实施计划。

（2）组织教师申报课程思政建设项目，并组织实施。

（3）充分发挥院（系）在中医药文化育人活动中的主体作用，积极开展符合本院（系）学生特点的学术活动和教育活动、有特色的品牌活动。

（二）教师方面

1. 专业教师

（1）开设与专业相关的具有浓郁中医药文化的课程，弘扬中医药文化所蕴含的精神。

（2）挖掘专业课中的中医药文化元素，对学生进行中医药文化的教育引导。

（3）保持良好的师德师风和文化素养，遵循"有理想信念、有道德情操、有扎实学识、有仁爱之心"的"四有好老师"标准。

2. 辅导员

（1）有较高的中医药文化素养，采取有效方式向学生开展中医药文化宣传和教育。

（2）学校严格按照1∶200的师生比配备专职辅导员，建立辅导员中医药文化育人工作室。

（3）每年至少对辅导员进行两次中医药文化育人培训，或召开中医药文化育人工作研讨会。

（三）学生方面

1. 学生个体

（1）选修文化类课程。

（2）参与文化类活动、竞赛。

（3）遵守国家法律和法规，讲公德，懂礼貌。

（4）遵守校规校纪。

2. 学生团体

（1）配备具有文化素养和社团指导能力的教师指导社团工作。

（2）社团定期开展中医药文化活动。

（3）社团活动具有显著成效。

（四）协同育人方面

1. 营造全员育人氛围，发挥班主任、研究生导师、专业教师、辅导员、后勤服务人员在协同育人中的作用。

2. 将中医药文化育人内容纳入新进教师岗前培训和专业课教师岗位培训体系。

3. 形成良性家校互动，为学生家长开展线下、线上相结合的文化育人讲座或宣传工作。

（五）特色及示范效应

1. 开展中医药文化育人基础理论研究，有相关研究课题与科研成果，形成相关特色理论成果。

2. 中医药文化育人工作中有典型人物、模范人物，并产生认同性影响；相关工作或个人获得荣誉或奖励。

3. 中医药文化育人工作经验被相关报纸、新媒体刊登或上级组织推广，有可推广的优秀工作案例。

第四章 中医药文化育人国际传播体系的构建

第一节　中医药文化国际传播的现状

一、国家高度重视中医药文化国际交流与合作

中华传统文化为中医药学的产生和发展奠定了坚实基础。中医药学汇集了我国人民认识生命、治疗疾病、健康养生的知识和经验，是对人类智慧的高度提炼，是打开中华文明宝库的钥匙。

党和国家高度重视中医药发展，先后出台了一系列重要举措。2016年以来，中共中央、国务院、科技部、国家中医药管理局均发布了多项有关中医药国际化发展的政策和文件，为中医药文化的国际传播提供了坚实的政策依据和制度保障。

（一）《中医药发展战略规划纲要（2016—2030年）》

2016年2月，为明确未来15年中医药发展方向和工作重点，促进中医药事业蓬勃发展，国务院印发了《中医药发展战略规划纲要（2016—2030年）》（以下简称《纲要》）。《纲要》提及发展目标：到2020年，中医药对外交流合作更加广泛，符合中医药发展规律的法律体系、标准体系、监督体系和政策体系基本建立，中医药管理体制更加健全。到2030年，我国在世界传统医药发展中的引领地位更加巩固，实现中医药继承创新发展、统筹协调发展、生态绿色发展、包容开放发展和人民共享发展，为健康中国建设奠定坚实基础。

《纲要》在第七部分"积极推动中医药海外发展"中着重强调加强中医药对外交流合作。深化与各国政府和世界卫生组织、国际标准化组织等的交流与合作，积极参与国际规则、标准的研究与制订，积极营造有利于中医药海外拓展的国际环境。实施中医药海外发展工程，推动中医药技术、药物、标准和服务走出去，促进国际社会广泛接受中医药。本着政府支持、民间运作、服务当地、互利共赢的原则，探索建设一批中医药海外中心。支持中医药机构全面参与全球中医药各领域合作与竞争，发挥中医药社会组织的作用。在国家援外医疗中进一步增加中医药服务内容。推进多层次的中医药国际教育交流合作，吸引更多海外留学生来华接受学历教育、非学历教育、短期培训和临床实习，把中医药打造成中外人文交流、民心相通的亮丽名片。扩大中医药国际贸易，将中医药国际贸易纳入国家对外贸易发展总体战略，构建政策支持体系，突破海外制约中医药对外贸易发展的法律、政策障碍和技术壁垒，加强中医药知识产权国际保护，扩大中医药服务贸易国际市场准入。支持中医药机构参与"一带一路"建设，扩大中医药对外投资和贸易，为中医药服务贸易发展提供全方位公共资源保障。鼓励中医药机构到海外开办中医医院、连锁诊所和中医养生保健机构。扶持中药材海外资源开拓，加强海外中药材生产流通质量管理。鼓励中医药企业走出去，加快打造全产业链服务的跨国公司和知名国际品牌。积极发展入境中医健康旅游，承接中医医疗服务外包，加强中医药服务贸易对外整体宣传和推介。

（二）《"健康中国2030"规划纲要》

2016年10月，中共中央、国务院印发《"健康中国2030"规划纲要》。在第二十六章"加强国际交流合作"中强调，要实施中国全球卫生战略，全方位积极推进人口健康领域的国际合作。以双边合作机制为基础，创新合作模式，加强人文交流，积极促进我国和"一带一路"沿线国家的卫生合作。加强南南合作，落实中非公共卫生合作计划，继续向发展中国家派遣医疗队员，重点加强包括妇幼保健在内的医疗援助，重点支持疾病预防控制体系建设。加强中医药国际交流与合作，充分利用国家高层战略对话机制，将卫生纳入大国外交议程。积极参与全球卫生治理，在相关国际标准、规范、指南等研究、谈判与制定中发挥作用，提升健康领域国际影响力和制度性话语权。

（三）《中医药"一带一路"发展规划（2016—2020年）》

2017年7月，为贯彻落实《推动共建丝绸之路经济带和21世纪海上丝绸之路的愿景与行动》，加强与"一带一路"沿线国家在中医药（含民族医药）领域的交流与合作，开创中医药全方位对外开放新格局，国家中医药管理局、国家发展和改革委员会共同印发了《中医药"一带一路"发展规划（2016—2020年）》（以下简称《规划》）。该《规划》着重强调，中医药是中国特色医药卫生事业的重要组成部分，可以为沿线国家解决医疗可持续发展提供借鉴参考，满足沿线各国建设民生的普遍关切。积极参与"一带一路"建设，有利于促进中医药传承创新，促进中医药原创思维与现代科技融合发展，为维护人类健康作出新的贡献。

到2020年，中医药"一带一路"全方位合作新格局基本形成，国内政策支撑体系和国际协调机制逐步完善，将周边国家和重点国家作为基础，与沿线国家共同合作建设30个中医药海外中心，注册100种中药产品，颁布20项中医药国际标准，建设50家中医药对外交流合作示范基地。中医药医疗与养生保健的价值被沿线民众广泛认可，更多沿线国家承认中医药的合法地位，中医药与沿线合作实现更高水平、更大范围、更深层次的大开放、大交流、大融合。主要任务是政策沟通，完善政府间交流合作机制。资源互通，与沿线国家共享中医药服务。民心相通，加强与沿线国家人文交流。科技联通，推动中医药传承创新。贸易畅通，发展中医药健康服务业。

（四）《关于加强中医药健康服务科技创新的指导意见》

2018年8月，科技部、国家中医药管理局联合印发了《关于加强中医药健康服务科技创新的指导意见》，强调推进中医药健康服务国际标准制定，实施中医药健康服务标准化行动，建立系统完善、适应发展需求的国际标准体系，抢占中医药健康服务标准高地，把握中医药健康服务国际标准制定中的主导权与话语权；加快中药质量国际标准制定以及名优中成药、大健康产品、医疗器械及辅助用具的国际化注册，促进中医药健康服务和产品进入国际医药和保健主流市场，推动与"一带一路"沿线各国的科技合作，打造中国健康服务标准和品牌，提升中医药健康服务国际影响力。

（五）《推进中医药高质量融入共建"一带一路"发展规划（2021—2025年）》

2021年12月，国家中医药管理局制定了《推进中医药高质量融入共建"一带一路"发展规划（2021—2025年）》，确立了下一阶段的发展目标：到2025年，中医药政府间合作机制进一步完善，医疗保健、教育培训、科技研发、文化传播等领域务实合作扎实推进，中医药产业国际化水平不断增强，中医药高质量融入共建"一带一路"取得明显成效。展望2035年，中医药融入更多共建"一带一路"国家主流医学体系，在国际传统医学领域的话语权和影响力显著提升，在卫生健康、经济、科技、文化、生态等方面的多元价值充分发挥，中医药高质量融入共建"一带一路"格局基本形成。

主要任务包括深化全球卫生治理合作，着力构建传统医学合作伙伴关系，深化政府间合作，深化国际组织框架下合作；深化医疗卫生合作，着力增加优质中医药服务供给，加强国际合作抗疫，搭建高水平医疗服务平台；深化科技创新合作，着力凸显中医药发展新优势，加强科研平台建设，进一步实现科技交流合作，推进重大装备研究开发；加强国际贸易合作，着力体现中医药发展新优势，扩大中药类相关产品贸易，做大做强中医药相关服务贸易，扩大中医药国际市场准入；深化健康产业合作，着力扩大中医药发展新规模，提升中医药企业"走出去"水平，推动中外共同的合作产业园建设，加强中药材的产业合作，提升中医药类产业数字化水平；深化区域国际合作，着力推进中医药开放新发展，加强与区域战略协同对接，更好发挥各类开放平台作用；深化教育合作，着力加强中医药国际人才队伍的培养，开展院校合作，拓展培训业务，强化国际化人才队伍建设；深化文化交流合作，着力增强中医药影响力，加强国际传播，打造亮点品牌。

（六）《"十四五"中医药发展规划》

2022年3月，国务院办公厅印发《"十四五"中医药发展规划》，明确了"十四五"时期中医药发展的目标任务和重点措施，强调加快中医药开放发展，助力构建人类卫生健康共同体；积极参与全球卫生健康治理，推进中医药参与新冠肺炎等重大传染病防控国际合作，分享中医药防控疫情经验；在夯实传播应用基础上，推进中医药高质量融入"一带一路"建设，实施中医药国际共同合作专项，推动社会力量进一步提升中医药海外中心和中医药国际合作基地的建设质量，依托现有机构建设传统医学领域的国际临床试验注册平台；指导和鼓励社会资本设立中医药"一带一路"发展基金；推进在相关国家实施青蒿素控制疟疾项目；深化中医药交流合作，巩固拓展与有关国家政府间的中医药合作，加强相关政策法规、人员资质、产品注册、市场准入、质量监管等方面的交流；鼓励和支持有关中医药机构和团体以多种形式开展产学研用国际交流与合作；促进中医药文化海外传播与技术国际推广相结合；支持并鼓励社会力量采用市场化经营模式，与有巨大合作潜力和强烈合作意愿的国家共同建设一批中医药产业园、友好中医医院；加强与港澳台地区的中医药交流合作，建设粤港澳大湾区中医药高地，打造高水平中医医院、中医优势专科、人才培养基地和科技创新平台；大力发展中医药服务贸易，高质量建设国家中医药服务出口基地；推动中医药海外本土化发展，促进国际贸易和产业协作；鼓励发展"互联网＋中医药贸易"；进一步完善中医药"走出去"相关举措，开展中医药海外市场政策研究，助力中医药企业"走出去"；推动中药类产品海外注册和应用。

二、中医药文化交流合作的深度和广度不断拓展

2013年9月和10月，习近平总书记在出访中亚和东南亚国家期间，先后提出共同建设"丝绸之路经济带"和"21世纪海上丝绸之路"的重大合作倡议。依靠中国与"一带一路"沿线国家既有的双边、多边机制，借助现有的、行之有效的区域合作平台和模式，"一带一路"旨在借用中国古代丝绸之路的历史符号，高举和平发展的旗帜，积极发展与"一带一路"沿线国家的经济合作伙伴关系，携手打造政治互信、经济融合、文化包容的利益共同体、责任共同体和命运共同体。

近几年，国家高度重视中医药事业发展，先后出台了一系列规划和重要举措。2016年2月，为推动中医药事业蓬勃健康发展，国务院制定了《中医药发展战略规划纲要（2016—2030年）》。2016年12月，为加强与"一带一路"沿线国家在中医药领域的交流与合作，开创中医药对外开放崭新格局，国家中医药管理局制定了《中医药"一带一路"发展规划（2016—2020年）》。2017年7月，国家颁布实施《中华人民共和国中医药法》，继承并弘扬中医药文化，保障和促进中医药事业发展。2018年我国与世界卫生组织签署《关于传统医学合作的谅解备忘录》，进一步发挥我国在推动医学发展中一个负责任大国的作用。2019年全国中医药大会召开，会上发表了《中医文化蓝皮书——中国中医药发展报告（2019）》，探索发展新思路，反映前沿新思潮，预测发展新趋势。2021年12月，国家中医药管理局制定《推进中医药高质量融入共建"一带一路"发展规划（2021—2025年）》，确立2025年的政府间中医药合作机制进一步完善的发展目标，提出到2035年，在更多共建"一带一路"国家主流医学体系中融入中医药。2022年3月，国务院印发《"十四五"中医药发展规划的》，为中医药助力构建人类卫生健康共同体、深化中医药交流合作、扩大中医药国际贸易等方向提出新的规划。这些规划、政策和法典的颁布，都是我国政府高度重视中医药事业发展明确信号，为中医药文化国际传播指明了

前进的方向，制定了明确的目标。

（一）政府主导的中医药合作

随着国家"一带一路"建设的推进，中医药国际交流和合作步入高速发展的快车道，政府主导的中医药海外中心的成立和中医药国际合作基地的建设，为在海外推广中医药文化、扩大中医药在海外的影响奠定了坚实基础。

2015年6月17日，捷克第一家中医药中心"中国－捷克中医中心"在赫拉德茨－克拉洛韦医院正式揭牌，2019年4月份正式转移至捷克首都布拉格。该中心由上海中医药大学附属曙光医院与赫拉德茨市医院共同开办，致力于中医治疗方法的研发、培训和临床试验，为旅居捷克的近3000名华人华侨，以及捷克及周边国家提供了中医医疗方案，促进了捷克各州的中医发展。同时建立了中医传统文化展示区，向捷克民众展示中国传统文化的魅力。"中国－捷克中医中心"是"一带一路"首个卫生合作项目，是中国和捷克两国卫生合作的新起点，对于推动东西方医学交流发挥了重要的示范引领作用。

在之后的数年间，我国陆续在俄罗斯、德国、意大利、瑞士等欧洲国家以及以色列、泰国、新加坡等"一带一路"沿线国家累计创建50多个海外中医中心。中医药海外中心的创建，极大地促进了中医药服务贸易的发展，传播了中华优秀传统文化，扩展了我国软实力的载体，对于促进对外交往、推动经济发展、构建人类卫生健康共同体等都具有十分重要的意义。以丰富的国内中医药资源和成功的服务模式为依托，海外中医中心为当地民众提供高质量的中医服务，树立了主流中医药品牌，增强了海外民众对中医药的信心。2019年"两会"期间，张伯礼院士在接受采访时感慨："中医药作为一张亮丽的外交名片，推动了'一带一路'沿线国家和地区的民心相通。"

中医药海外中心和中医药国际合作基地是展示优秀中医药文化的舞台，从环境布置、服务宗旨、服务理念到具体的医疗、教学、交流活动等，都有效地促进了中医药文化在海外的传播。中医药海外中心的建立，得到了相关政府部门、医教研机构、企业等众多领域的关注，充分发挥了连接各方的桥梁作用，推动了更多领域的中医药对外交流与合作。

（二）中医药院校与海外知名院校的合作

中医药文化传播不仅依靠政府间的交流合作，国内中医药院校也积极与海外知名院校开展合作，为中医药文化的国际传播搭建交流平台。北京中医药大学、天津中医药大学、南京中医药大学、黑龙江中医药大学等多所院校在海外建立中医孔子学院近20所，遍布全球10余个国家和地区。

2007年，经国家汉办批准，黑龙江中医药大学与英国伦敦南岸大学、哈尔滨师范大学合作创办伦敦中医孔子学院，这是全球第一所以中医为特色、开展汉语言教育和中医养生文化推广的孔子学院。学院设置的中医针灸推拿学位课程，是全球第一个将中医学位课程纳入孔子学院教学，并正式加入英国教育体系的课程。学院不仅设置本科和学位课程，还开设很多短期课程，在社区、学校开展中国文化和中医主题活动，宣传中国文化。

伦敦中医孔子学院从2009～2014年，连续5年获得全球年度先进孔子学院奖，2014年入选全球首批"示范孔子学院"。经过10余年的发展，伦敦中医孔子学院拥有由上百名国家汉办教师和志愿者组成的多元化专业技能团队，拥有独立的办公楼和现代化中医教学诊所，使伦敦中医孔子学院成为全球最大、发展最全面的孔子学院之一。

继伦敦中医孔子学院之后，天津中医药大学、南京中医药大学、北京中医药大学、上海中医药大学、湖南中医药大学等近20所院校，先后与日本、泰国、澳大利亚、美国、葡萄牙等多个国家和地区的高校合作，共同建立中医孔子学院。

中医孔子学院是我国高校与海外知名高校共同设立的传播中医药文化的教育机构，经过10余年的发展，已经成为海外中医药文化传播和推广的重要基地。中医孔子学院致力于普及中医药知识，传承中医药文化。中医孔子学院与多个国家开展中医药教育合作、研究合作、医疗合作和科研合作，树立了良好的中医药形象，加快了中医药的国际化进程。

（三）国内外学术组织对中医药传播的推动作用

一些学术组织，如世界针灸学会联合会、世界中医药学会联合会、中华中医药学会等通过开展学术交流、制定中医药相关国际标准、在国际学术组织中发挥引导作用，促进了中医药文化在海外的快速传播。

1. 世界中医药学会联合会

世界中医药学会联合会（以下简称世中联）成立于2003年9月25日，是经国务院批准、国家中医药管理局主管的国际性学术组织，总部设在北京。截至2021年12月，世中联已拥有72个国家和地区的277家团体会员，203个分支机构。

世中联成立的宗旨是增进世界各国（地区）中医药团体、机构之间，中医药学与世界各种医药学间的交流与合作，加强学术交流、信息交流、成果交流，提高中医药服务能力，继承并弘扬中医药学，促进中医药国际传播与推广，促进中医药进入各国医疗卫生保健体系，为人类健康作出更大贡献。

世中联的具体工作包括加强国际标准化建设，推动中医药在世界各国健康有序发展；制定并颁布与中医药有关的国际行业标准，并在此基础上实施国际认证；开展各类学术活动，促进世界各国和地区中医药组织之间的交流与合作，提高中医药领域学术水平，打造中医药国际交流平台；制定并颁布与中医药有关的国际组织标准，推动中医药在世界各国（地区）健康有序发展；组织开展各级各类中医药从业人员的资格考试，提高中医药从业人员的素质；提供人才交流服务，保障中医药团体的人才需求，促进中医药团体的发展；出版发行学术刊物，宣传中医药特色和优势；开展中医药服务贸易，多领域、多角度促进中医药服务贸易的交流合作与合作共赢。

经过多年发展，世中联已成为世界卫生组织非政府组织（NGO）成员，国际标准化组织A级联络单位，为联合国教科文组织非物质文化遗产咨询机构。2021年获得联合国经社理事会特别咨商地位，逐步成为中医药战略化研究基地，中医药国际标准研究与推广基地，中医药学术、信息、人才、产品交流的基地。目前，世中联已成为推动中医药国际交流、团结世界中医药界的纽带，成为中医药国际交流的桥梁。

2. 世界针灸学会联合会

世界针灸学会联合会（以下简称世界针联）于1987年11月经国务院批准，在世界卫生组织指导下在北京成立。

世界针联是与世界卫生组织（WHO）建立正式工作关系、与国际标准化组织（ISO）建立A级联络关系的非政府性针灸团体的国际联合组织。其宗旨是促进世界针灸界之间的了解与合作，加强国际学术交流，进一步发展针灸医学，不断提高针灸在世界卫生保健中的地位和作用，为人类健康作出贡献。

经过不断推广，针灸作为中医的重要组成部分已逐步走入国际视野，目前已得到193个国家（地区）的承认，成为世界上应用较为广泛的传统医学。现在已有18个国家将针灸纳入医疗保险体系，在美国有40多个州及华盛顿特区通过了针灸立法，并有多个商业保险机构将中医针灸列入保险报销目录。世界针联积极与世界卫生组织、上合组织等国际组织开展合作，在多个国家举办文化展览、义诊等活动，极大地促进了针灸的国际化发展，推动了中医药文化走向世界。2020年新冠疫情暴发至今，世界针联累计举办线上国际学术讨论会17场，组织国际抗疫在线大讲堂近30次，对中医药的国际交流与合作起到了很好的宣传和促进作用。

（四）"名人效应"推动中医药走向世界

在中医药文化国际传播过程中，国际知名人士的行为举止对中医药文化的国际传播起到了推动作用。

2015年12月7日，因发现青蒿素，有效降低了疟疾患者的死亡率，中国科学家屠呦呦获得诺贝尔生理学或医学奖，并作了《青蒿素的发现：传统中医献给世界的礼物》的主题演讲，使得全世界的目光再次聚焦到中医药，这在一定程度上促进了中医药文化推广，为中医药国际化发展提供了契机。

国际知名人士对中医的热衷也在一定程度上加快了国际社会对中医的接纳速度。尤其是许多影视明星、体育明星对中医药的青睐更是得到了大量外国媒体的报道，吸引了大量粉丝的目光。例如，美国著名影视明星和健身运动员"巨石"强森，在个人社交媒体上多次分享自己拔罐和针灸的照片，得到了许多网友的关注；英国王室的梅根王妃，曾在产前及产后选择针灸改善自己的肤色容貌，并经常通过针灸改善其血液循环及睡眠情况；美国娱乐圈著名的卡戴珊家族二姐金·卡戴珊，也曾在网络平台晒出自己接受面部针灸治疗的照片；巴西足球巨星内马尔和法国足球巨星本泽马都对拔罐"热疗"十分热衷，通过中医理疗缓解肌肉酸痛，改善血液循环。这些事件被媒体大力报道和网络快速传播后，激发了民众对拔罐和针灸的兴趣，民众追随名流和明星，接触中医药，感受中医药文化，"名人效应"推动了中医药文化的国际化传播。

三、中医药海外合法化与规范化建设进程加快

2014年以来，国家高度重视中医药国际传播，中共中央、国务院、国家卫生健康委员会、国家中医药管理局、国家药品监督管理局等多个部门先后颁布了10余项与中医药国际化发展相关的政策和文件。

2015年，国务院颁布《中医药健康服务发展规划（2015—2020年）》，提倡借助海外中国文化中心、中医孔子学院等中医药文化相关平台，着力推动中医药文化的国际化。2016年，国务院制定《中医药发展战略规划纲要（2016—2030年）》，强调进一步加强与各国政府和世界卫生组织、国际标准化组织等国际组织的交流与合作，积极参与中医药相关的国际标准和规则的研究与制订，创造良好的中医药国际化外部环境。2016年，国家中医药管理局颁布《中医药发展"十三五"规划》，提出要发挥中医药特色优势，掌握中医药自主创新国际主导权。2016年，国务院颁布《"健

康中国2030"规划纲要》，提出实施中国全球卫生战略，积极参与全球卫生治理，充分利用国家高层战略对话机制，加强中医药国际交流与合作。2016年，国务院颁布《中国的中医药》白皮书，推动成立中医药技术委员会，促进国际中医药规范管理。2017年，国家中医药管理局和科技部联合出台《"十三五"中医药科技创新专项规划》，着重强调推进中医药标准化和国际化的建设。2018年，国家中医药管理局和科技部共同印发《关于加强中医药健康服务科技创新的指导意见》，着重强调必须加快制定中医药健康服务标准，抢占中医药服务标准的高地，积极参与到中药质量国际标准的制定中，掌握中医药健康服务国际标准制定过程中的主导权与话语权。2019年，国务院印发《促进中医药传承创新发展的意见》，着重强调将中医药纳入构建人类命运共同体和"一带一路"国际合作重要内容，推动中医中药国际标准制定，实施中医药国际合作专项。2021年，国家中医药管理局出台《推进中医药高质量融入共建"一带一路"发展规划（2021—2025年）》，计划到2035年，中医药融入更多共建"一带一路"国家的主流医学体系，进一步提升中医药在国际传统医学领域的影响力和话语权。

国际标准化组织（ISO）是全球最大、最权威的非政府性国际标准化组织。ISO一词来源于希腊语"ISOS"，有"平等"之意。该组织成立于1947年，中国是常任理事国之一。该组织认证的标准对加强产品质量安全、打破技术壁垒、促进国际贸易具有至关重要的作用。该组织中编号为249的技术委员会专门负责为中医药制定国际标准。这个由包括中国在内的45个成员国专家组成的团队，在中药原材料和传统炮制质量与安全、中药制成品质量与安全、针灸针的质量与针灸安全使用、针灸针以外医疗器械的质量与安全、术语和信息学等领域开展工作，助推中医药在全球范围安全、高质量发展。

（一）中医药国际标准的制定

随着中医药在国际的快速传播，需加强中医药海外传播文化认同，让中医药服务及产品进一步融入世界。国际标准化组织中医药技术委员会（ISO/TC249）主席沈远东曾经在采访中说："中国是中医药大国，中医药国际化发展是国家战略，中医药国际标准制定是推动这项国家战略的一项重要基础。中国应当承担起大国责任，积极参与国际治理体系，引领中医药国际标准研制。"中医药标准化的过程颇为曲折，在ISO/TC249成立后的6年间，在中方秘书处的长期努力下，终于在第六次ISO/TC249全体会议上，以多数票通过了"中医药技术委员会"的正式命名。

国际标准化组织中医药技术委员会（ISO/TC249）的中国团队始终坚持"中立立场，保持平等、透明、公平、公正，来打破技术和贸易的壁垒，促进人类社会和经济的发展"的原则，每个ISO标准的制定，从提案、准备到委员会询问、批准、出版都有严格的流程，一项标准通常需要3～4年才能问世。到2020年，国际标准化组织中医药技术委员会（ISO/TC249）的中国团队已经颁布针灸针、板蓝根、枸杞子等中医药国际标准达65项，立项在研的中医药国际标准达30项。其中，针灸针是第一个诞生的中医药国际标准，也是中国主导提出通过的首个标准（《ISO17218：2014一次性使用无菌针灸针》）。仅这一项标准就由13个国家共同参与制定，涉及针灸针材质、结构、针尖形状、穿刺力甚至包装运输等多项指标。

（二）多个国家为中医立法

进入21世纪，在中国政府的大力推动下，中医药在全球范围内得到快速传播，截至2020年5月，中医药已推广传播到183个国家，先后建成548所孔子学院，其中包括10余所中医孔子学院。我国与外国政府和国际组织签署了86个涉及中医药内容的合作协议，有103个世界卫生组织（WHO）会员国认可并使用针灸治疗疾病，29个会员国制定了传统医学的法律和法规，18个会员国将针灸纳入本国医疗保险体系，109个国家针对传统医学进行立法，以立法形式承认中医合法地位的国家包括匈牙利、泰国、越南、马来西亚、澳大利亚、瑞士、南非等，另外对针灸单独立法的有美国的47个州及华盛顿特区、墨西哥、加拿大。

1972年，新西兰通过《意外事故赔偿法》。1990年，新西兰政府正式认可传统针灸是一种有效的治疗方法，可用于治疗意外事故造成的损伤和痛证。2007年新西兰中医界正式申请针灸在卫生从业人员能力保证法下立法管理。2007年7月，新西兰卫生部长批准针灸作为"纳入2003年卫生从业人员能力保证法范围的额外职业"。中医药立法管理可以更好地规范中医药行业，促进中医药在海外的传播。

第二节　中医药文化国际传播的困境

一、中医药文化国际传播的跨文化障碍

"仁""和""精""诚"四个字体现着中国传统文化的核心思想和价值观念，是中华传统文化的精华和典范。中医药在国际传播的过程中带有深深的中国传统文化的烙印。习近平总书记指出："中医药学是中国古代科学的瑰宝，也是打开中华文明宝库的钥匙。"

（一）中医药经典翻译的复杂性

东西方文化存在巨大差异，中国传统文化是以儒家文化为核心，强调"讲仁爱、重民本、守诚信、崇正义、尚和合、求大同"等思想。英国学者马丁·雅克甚至认为："中国其实并不是一个国家，而是一个'伪装'成国家的文明。"文化的内核是价值观，文化差异更多地体现在价值观念的不同。在某种程度上，社会普遍价值观作为人们的思想、行为准则，深刻地影响着人们的衣食住行。在一定程度上，中国的文化偏于精神，西方的文化偏于物质。习近平总书记将中华优秀传统文化的精神概括为"讲仁爱、重民本、守诚信、崇正义、尚和合、求大同"，而西方宣扬的则是民主和普世价值，更注重人与人之间的竞争。中西方文化的差异也体现在中西方医学上，中医药文化要实现国际传播，就要融入其他国家的本土文化和语言语境；要想提升国际社会对中医药文化的认可，语言翻译至关重要。

中医药文化知识晦涩难懂，例如阴阳、五行、气、藏象、经络等中医概念非常抽象，蕴含着朴素的哲学思想。中医药文化国际传播的第一步就是语言的翻译，而翻译的准确性是中医药文化国际传播的第一道难关。翻译家严复将翻译的最高境界概括为"信、达、雅"。钱钟书在《林纾的翻译》一文中创新性地提出了翻译化境论，认为翻译的最高理想就是"化"，把作品从一国文字转变成另一国文字，不因语言习惯的差异而露出生硬牵强的痕迹，又能完全保存原作的风味，就是"化境"。目前，国内外学者对中医药翻译进行了较系统而深入的研究，但一些中医术语，如"阴阳""藏象""经络""气"等概念，无论是音译还是意译，都很难准确表达其含义。

中医药典籍内容晦涩难懂，言简意赅且内涵丰富，与西方医学典籍存在较大差异，主要表现在经典古籍释读、中医药各类术语、文化内涵翻译难等方面。虽然部分中医药典籍，如《黄帝内经》《伤寒论》等已有不少外文版本，但因汉语属于汉藏语系，与西方的印欧语系有明显区别，因此在语言转换上存在一定的不可译性。如何最大限度地减少翻译错漏，将中医药文化的内容和内涵准确地体现出来，也是中医药文化国际传播的重要内容。

（二）中医药文化内涵的难解性

由于不少翻译人员缺少中医药相关背景，难以精准把握中医药文化的内涵，使得中医药文化的内容翻译存在一定偏差。部分中医译者对西方医学理论和传承不甚了解，无法用准确的专业术语对内涵进行深刻解读，这也影响了中医药文化的国际传播。

中医药文化体现了中医药学的生命观、天人观、疾病观、诊疗观、养生观，与西方医学的诸多价值观不同，在疾病诊疗方面也各有特色。中医药文化的养生观，即未病先防思想，是中医药学独具特色的生命价值观。价值理念的不同，导致外国人学习中医药文化困难，从而限制了中医药国际传播的成效。

二、中医药文化国际传播人才短缺

国家卫健委2022年9月的数据显示，中医药已传播至海外196个国家和地区，成为中国与国外其他国家卫生经贸合作的重要内容。"十三五"期间，我国共建设了30个较高质量的中医药海外中心和56个中医药国际合作基地，为"一带一路"沿线国家的民众提供优质的中医药服务。《2021年我国卫生健康事业发展统计公报》显示，至2021年年底，我国中医药人员的总数已达88.4万人，比上1年增加了5.5万人（增长幅度占6.6%）。其中，海外有数十万中医从业人员参与提供中医药特色服务。人才是文化的传播者，推动中医药文化"走出去"，关键在于中医药人才"走出去"。

（一）中医药文化国际传播人才数量不足

海外中医药中心的蓬勃发展对中医药文化国际传播人才提出了更高的要求，要求其既要熟练掌握外语，又要通晓中医药文化；既要熟悉他国的国情、民族文化，又要谙熟中医药跨文化交际、跨文化贸易及跨文化传播知识。近年来，我国派往海外中医药中心的人才多为临床医生，其外语水平明显不高，造成中医药服务过程中出现不少沟通障碍，影响了中医药文化的传播。国内不少中医药院校的国际人才培养不尽如人意，存在师资短缺、外语与中医药专业衔接不佳、学生的外语能力与中医药文化国际传播人才需求不相匹配等问题。

（二）中医药国际传播人才培养体系尚不健全

中医药院校是国际传播人才培养的第一阵地，但中医药院校更多地注重临床人才的培养，对中医药文化国际传播人才的培养明显不足。有的院校对中医药国际传播人才培养重视不够，与中医药国际传播相关的课程数量较少，尚未建立"理论－实践－应用"一体化、全过程人才培养标准，使学生参与中医药文化国际传播的机会不足。截至2021年，我国共有42所中医药院校、238所高等院校设置了中医药相关专业，但招收中医翻译或中医国际传播相关专业的院校仅6所，且以英语为主，仅少有法语、日语等，无法满足其他语种国家的中医药文化需求。

总体而言，我国中医药国际传播人才队伍的建设尚不能满足新时代中医药文化国际化传播的需要，需要大力加强。

三、传播主体创新协同机制有待完善

（一）传播主体缺乏互动

缺乏互动是中医药传播面临的巨大问题。首先，有限的互动形式造成传播不足。例如，中华中医网采用的是论坛交流和在线问答，新浪中医以"问答、博客"为主，三九中医的互动方式为论坛交流、远程在线咨询。其次，互动局限于形式，缺乏内容。大部分文章转发量少，人群参与多、认同少。比如，三九医药网站问答区的"肝火旺，怎么办"的帖子，点击量高达几万条，但评论数量只有几条。在问答环节，专家长时间离线也使受众失望。最后，互动论坛信息不够真实，缺乏有效把关。互联网作为当代多元文化的发源之地，发布信息门槛较低。加之把关不严，虚假信息遍布网络。

（二）传播平台建设滞后

中医药文化传播离不开国外传播平台建设，中医孔子学院、海外中医医院和海外私人中医诊所都是良好的中医药文化传播平台。中医药文化国际传播不仅要求传播者具有相应的专业知识，还要有一定的外语水平，而孔子学院的主体是教师和志愿者，任期一般为两年，有的为1年，人员流动性大，专业知识不足，不利于中医药文化的国际传播。另外海外中医医院和中医诊所也是中医药文化国际传播的有效途径，但中医师在传播中起的作用往往很小。

第三节 中医药文化国际传播的策略

中医药文化是中医的基石和精神，强调以人为本，崇尚和谐，体现了我国文化软实力。2009年，国务院《关于扶持和促进中医药事业发展的若

干意见》提出，将中医药文化建设纳入国家文化发展规划。繁荣和发展中医药文化，有助于我国优秀文化传承体系的建设，有助于增强中华文化的国际影响力。2011年，我国首次将"支持中医药发展"写入《中华人民共和国国民经济和社会发展第十二个五年规划纲要》，显示出中医药日益重要的地位和作用，强调充分发挥中医药优势，发展中医预防保健；要求"努力扩大文化、中医药等新兴服务出口"，"发展中医文化创意产业"，将中医药作为未来5年服务贸易的新兴力量，表明中医药未来有巨大的发展潜力和光明前景。中医药文化将人类的生命、生活和思维方式紧密结合。2014年3月4日，中共中央政治局常委、国务院副总理张高丽看望出席全国政协十二届二次会议的医药卫生界委员时，时任国家卫生计生委副主任、国家中医药管理局局长王国强就"建议将中医药发展列为国家战略"做了主题发言，提出要从国家层面制定中医药国家发展战略及中医药海外发展战略，将中医药海外发展战略纳入国家总体发展战略，使中医药更好地服务群众健康、服务经济社会发展、服务对外交往，发挥中医药的独特优势和作用，提升国家的"软实力""巧实力""硬实力"。国家对中医药发展的高度重视为中医药文化国际传播带来了新的契机，中医药人应抓住机遇，顺势而为。

一、国家战略层面统筹规划，发挥中医药独特文化价值

（一）探索中医药文化本源，寻求中医药发展意义

中医药文化博大精深，它吸取了中华文化的精髓，受到中国传统哲学、数学、天文、地理等的深刻影响。中医药文化的精髓主要包括5个方面：一是"天人合一"的整体观念。《黄帝内经》认为，人与社会是不可分割的整体。这种整体观贯穿于中医的病理、诊疗和养生等各个方面。二是"司外揣内"的诊断模式。中医诊断主要采取望、闻、问、切四诊，并强调四诊合参。中医的藏象学说对司外揣内、取象比类的诊断模式有详细阐述。三是辨证论治的治疗方法。在四诊的基础上，中医师通过多种方法

辨析病因病机，制定合理的治疗方案，运用方剂、针灸、推拿、手术等为患者进行施治。辨证论治体现了中医治病救人的精髓和奥妙。四是"治未病"的养生理念。中医推崇未病先防和既病防变的理念，《黄帝内经》中早有"不治已病治未病"的论述。几千年来，中医养生文化已成为中国人日常生活的重要部分。五是"医乃仁术、大医精诚"的医德精神。它是中医药文化伦理特征和道德追求的高度概括。孙思邈在《备急千金要方》中强调，医生应珍视生命、精通医术、以诚待人。在几千年的传承中，中医博采儒、释、道各家之长，吸收各派学说之精华，展现了中国传统文化的整体面貌。国家在关注中医药产业发展的同时，也从传承中国传统文化、推动中华民族文化复兴的高度去审视中医药的文化价值。我们应更加深入地挖掘中医药所蕴含的文化内涵，加强中医药文化建设，提升中医药文化的国际地位，增强海内外民众对中医的认可程度，增强海内外中医人士的责任感。

（二）坚持中西医结合，充分发挥中医药文化优势

自古以来，中医药文化国际传播始终坚持求同存异、兼容并包的原则，充分吸收外来医学体系的优点，内化到自身体系中，并积极发挥自身优势，推动其他医疗体系的发展和完善。在新冠肺炎疫情防控中，中国始终坚持中西医结合，以最适合疾病的中药和西药共同施治，及时突破治疗瓶颈，尤其在疫情预防和病后康复方面取得了显著疗效。现代中医应秉持"天人合一"、注重整体观念，以及天下一家、命运与共的高尚情怀，在加强中西医交流的过程中，注重发挥中医药文化的特色优势，传播"和合"思想，并在承认和尊重差异的基础上加强各国在思想与文化上的交流互鉴，推动各国树立积极合作的"共同体"意识，进而增强人类卫生健康共同体建设在思想与文化上的凝聚力。

（三）促进中医药文化融入世界文化

世界文化的不断发展，演绎出多种文化，并逐渐形成对世界产生重大影响的五大文化圈，即佛教文化圈、汉字文化圈、游牧文化圈、基督教文化圈和伊斯兰文化圈。处于同一文化圈的国家，对彼此的文化更容易认同，而处于不同文化圈的国家，则会在交流中存在障碍。例如，日本的汉方和韩国的韩医虽然在发展中加入了自身的特点，但基本上还是沿袭了中医理论的基本框架。

大部分国家对中医药文化的接受度较高。在欧洲，针灸的接受度明显高于中草药的接受度，中药仍不能作为药品进入医药市场。在美国，所有的传统医学都被归为"补充替代医学"，中医药尚未列入正规的医学教育和医疗体系。欧洲与日本、韩国对中医药文化的认同存在着明显差异，很大一部分原因是因为日本、朝鲜和中国同处于汉字文化圈，而欧洲则主要处于基督教文化圈，文化圈的不同造成对中医药文化认同度的不同。因此进行中医药文化国际化传播时应考虑不同文化圈的特点，熟悉各国不同的文化特征和文化形态，将各文化圈更容易接受的中医药文化传播出去，从而增强中医药文化国际传播效果。

（四）鼓励中医药企业海外发展，拓宽中医药文化传播范围

在中医药文化知识大量普及和现代医学模式转变的今天，国际社会对中医药的认可度越来越高。截至目前，中医药已传播至世界196个国家和地区，全球治疗人数超过世界总人口的1/3。2010年，联合国教科文组织将"中医针灸"列入《人类非物质文化遗产代表名录》。2023年，联合国教科文组织宣布将64项文献遗产列入《世界记忆遗产名录》，其中包括中国组织申报的藏医药学巨著《四部医典》。此前我国已有《本草纲目》《黄帝内经》两部中医古籍入选《世界记忆遗产名录》。中医药已成为西方各国知名药企的一块蛋糕。有的西方药企认为，以中药为主的天然药物将成为未来最具发展前景的药物。中国医药企业应该也必须打赢中医药国际化这场商战。中国医药企业可以利用国内中草药的优势，积极申请中医药产品专利，打破贸易壁垒，努力开拓国外医药市场。同时国家应加大对中医药研发的投入，以在未来中医药市场占据优势。习近平总书记于2022年3月28～30日对捷克进行国事访问，随行的50人企业家代表团，涉及金融、医药、基建等领域，其中就包括中医药企业代表江中集团董事长钟虹光。2016年2月3日，习近平总书记考察江中集团中药谷制造基地时指出："中医药是中华民族的瑰宝，一定要保护好、发掘好、发展好、传承好。"钟虹光随访捷克，是中医药走出国门、作为闪亮外交名片的又一体现。2021年中捷政府共同建设了中东欧首家中医中心——捷克赫拉德茨-克拉洛维州立医院中医中心，该中心现已展开中医按摩和针灸治疗。从国家层面鼓励中医药企业海外发展，扩大中医药服务范围，提升中医药服务水平，为中医药文化国际传播提供了强大的后盾和巨大推动力。

二、推动协同创新平台建设，提升中医药文化传播效能

（一）加强中医药海外中心和中医诊所建设，构建中医药文化传播新格局

中医药海外中心是指国内外共同合作在海外建立的具有中医医疗、教育、科研、文化交流等功能，集服务、展示于一体的机构。中医诊所作为海外数量最多的医疗机构，也是最早传播中医药的组织之一，对中医药文化的国际传播起着不可替代的作用。如何促进中医药海外中心持续发展和中医诊所规范有序发展，以及两者的有机结合发展是中医药文化国际传播的关键。

首先，发挥中医药海外中心的作用。中医药国际发展迎来了重要的发展时期。截至目前，我国已与40多个外国政府、地区主管机构和国际组织签订了专门的中医药合作协议，开展了30个较高质量的中医药海外中心，不仅促进了中医药文化的国际传播和相关产业发展，扩大了中医药文化的影响力，而且对于促进中外友好往来、推动经济建设和人类健康事业发展有着重要意义。为此，要继续发挥中医药海外中心的纽带作用，通过交流、科研、教育、学术会议等方式，增进双方合作机构、从业人员和民众间的联系，增加对彼此文化的认识。这种文化交流不是单方面的，而是要互相尊重，以平等的态度相互学习，只有深入了解外国本土文化，才能更

好地促进双方文化的交流与融合，增强文化的感染力。

要继续发挥中医药海外中心的"引领"作用。"引"是先发展好疗效客观和最能引起患者共鸣的医疗措施，可从基本的医疗服务开始，让患者直观地感受中医药的神奇魅力，从而引起共鸣，潜移默化地影响所在地的政府、民众、企业和医疗产业，推动中医药海外中心的整体发展。"领"是领导树立中医药主流品牌。中医药海外中心拥有丰富的国内资源和海外资源，成熟的医疗服务能够为海外民众提供高质量的中医服务，树立主流中医药品牌，促进中医药文化的国际传播。

促进中医药海外中心和中医诊所结合发展，即将中医药海外中心的主流作用与中医诊所的辐射作用相结合，缓解中医药海外中心资源不足、辐射作用不够强、难以应付复杂文化环境等问题，解决中医诊所相对孤立、难以形成区域辐射网等难题，通过现代科学技术，为两者结合发展提供便利，融合各方信息，促进中医药文化的国际传播。

（二）加强孔子学院和中医孔子学院建设，打造中医药文化国际传播中心

孔子学院是中国对外传播文化、培养民族软实力的重要平台，建立之初就采取平等互利、合作共赢的办学模式，在增进人文交流和友好往来方面作出了重要贡献。根据《孔子学院年度发展报告2021》数据显示，截至2021年12月31日，全球共有489所孔子学院和817个孔子课堂，分布在世界158个国家和地区，其中，亚洲有135所孔子学院、112所课堂，非洲有63个孔子学院、46所课堂，欧洲有180所孔子学院、332所课堂，美洲有92所孔子学院、249所课堂，大洋洲有19所孔子学院、78所课堂。很多孔子学院形成了自身办学特色，为广大外国友人进入中国提供了很好的窗口，对传播中医药文化具有重要作用。

解决好现阶段发展面临的问题是首要任务。一方面，要加强孔子学院课程建设，充分发挥国际"政策沟通"取得的成果，利用中医药文化传播相关政策的便利，加强人才培养，使中医药文化不仅能传播，还要留得住，在当地生根发芽。例如中医在匈牙利的发展，从欧洲首家中医孔子学院——匈牙利佩奇大学中医孔子学院的成立，到2017年中匈两国政府就共同支持黑龙江中医药大学在匈牙利办学签署正式协议，并在之后的《中国–中东欧国家合作布达佩斯纲要》中决定在匈牙利设立中东欧中医医疗、教育与研究中心，中医药在匈牙利的发展经验可以推广至整个欧洲地区，可以孔子学院和中医孔子学院为阵地，以中医养生和中医基础知识为出发点，让更多的人认识中医、了解中医，为中医药文化传播做好铺垫。另一方面，解决师资问题是关键。孔子学院是海外中医药本土人才培养的主要渠道，师资培养必须与人才培养相适应，为当地中国企业和机构培训本土员工，扩大中国的国际影响力。在国内，继续培养具有文化自信、传统文化知识丰富、中医基础扎实和英语能力较强的实用性人才。这样的人才在孔子学院不仅能学以致用，还能总结出新理论，促进中医药文化在海外的传播。海外孔子学院可设立专门的教师聘用岗位或聘用适合的本土人员，以确保教学等各项工作顺利进行。中医孔子学院的教师应以中医药专业为主、汉语教师和志愿者为辅，并不定期派遣国内知名专家进行访问、指导，让中医药文化传播与中医药教学有机结合起来。

目前，孔子学院开设的中医课程较少，中医孔子学院数量也是屈指可数，这就要求我们必须利用现有的发展条件，以孔子学院总部为指挥阵地，加强与世界各地区孔子学院之间的联系，增强孔子学院的区域辐射作用，扩大中医药文化的传播范围，实现传播最大化。同时充分发挥中方合作单位的优势。中医孔子学院的中方合作院校都是国内著名中医药大学，与国外院校有良好的合作基础，无论是教学、科研还是文化传播，中医药院校都有很强的专业性和良好声誉。另外，留学生和海外人员的来访，不仅能够直观地认识中医药，对于海外中医药文化的传播也有很好的促进作用。国内教师和从业人员外出学习、讲学也是解决中医孔子学院师资不足的有效方法。中医药文化传播是一项综合性工程，只有各方共同努力，才能有更好的发展。

（三）加强中医药标准化建设，突破中医药传播壁垒

中医药安全重在监管，中药材和中药产品质量不仅关乎中医疗效，更是中医药生存发展的关键。2016年2月，国家卫生计生委和国家中医药管理局联合出台的《关于加强中医药监督管理工作的意见》明确指出，要充分认识加强中医药监督管理工作的重要性和紧迫性，完善中医药监督管理行政执法机制，加强中医药监督管理工作能力建设。各级政府不仅要积极鼓励、支持和引导中医药发展，还要在中医药监管上下足功夫，坚持问题导向，强化源头治理，严把产品过程关，维护好中医药市场，解决中医药产品生产和流通问题。各级政府在完善市场监督体制的同时，要进一步加强医药卫生市场监管。在信息化时代，要加强中医药与现代科学技术的融合，建立相应制度，满足百姓的看病需求。

标准化作为一种全球通用语言，在世界范围内的商业往来、产业发展、科技提高和社会问题治理中扮演着越来越重要的角色。标准化战略已上升到国家战略高度，作为中医药走向世界的助推剂，通过现代科学理论和技术，将中医药理论和学术思想转化为现代科学成果，从而建立中医药标准体系，推动中医药理论创新，增强国际竞争力。

标准化建设并不意味着打破原有标准，而是在已有标准的基础上，按照相关程序进行完善。标准化建设应以文化为基础，以问题为导向，保证中医药文化的优势和特色，在增强中医药文化国际医学领域主导地位的同时，有针对性地推动标准化工作建设。第一，要明确建设工作的长期性和专业性。标准化建设不能一蹴而就，需要相关政策支持，加强政府引导；需要人才支持，重视复合型人才的培养；需要研究机构和技术手段支持，通过从不同层面建立起科研机构，加强理论和路径研究。第二，保护好、发展好标准化成果。中医药具有巨大的市场价值，国际竞争十分激烈，我们必须加强标准化产权问题的保护，提高自主创新能力，在关键领域和关键问题上坚持原则，保护好研究成果。第三，科学评价研究成果和研究的质量。建立完善的评价机制和程序，充分考察研究的可行性和预期成果，

严把质量关，建立公平的奖惩机制，保证研究者的权益。第四，抓紧推动标准化实施。无论是建立标准还是评定，最后的落脚点还在于实施，从实践中检验建设成果。要分析国内标准化需求和发展趋势，解决各方发展对标准化的需求，推进标准化的市场化发展。要根据中医药文化传播需求，做好中医药国际标准化的顶层设计，完善国际标准化监督管理机制，稳步推进中医药标准化国际化进程。要提高国际工作适应性，扩大中医药文化国际影响力，积极参与国际传统医药标准化建设，突破中医药文化传播中的技术和贸易壁垒。

三、构建中医药对外传播人才培养模式，加强国际合作人才培养

（一）推动中医药教育和传承建设，做好固本培元

1. 注重中医传承，发挥名老中医典范和青年中医的中坚作用，巩固中医药发展基础

名老中医是将中医药学基本理论、前人经验与当今实践相结合，解决临床疑难问题的典范，代表着中医学术和临床发展的最高水平，是当代中医药学术发展的杰出代表。他们的学术思想和临证经验是中医药学术特点、理论特质的集中体现，具有榜样的作用，对医德、医术和中医药文化的传播推广有着深远意义。青年中医作为中坚力量，在中医传承之路中起到承上启下的作用，"承"是中医药的传承，"启"是中医发展创新的使命。因此，要整理好名老中医的著作、文献、医案、医话。"去其糟粕，取其精华"。在继承的基础上推动中医药理论创新，在实践中把握名老中医的学术思想。要鼓励和培养青年中医，重视其理论学习，通过现代生命科学和物理化学等科技手段，把中医药推向未来。

2. 利用好中医药院校的软实力

绝大多数中医药从业人员都是通过院校方式培育的，作为中医药传承最大的群体，中医药院校师生不仅有丰富的知识储备，并具有较高的职

业素养，对中医药文化有强烈的认同感。中医药院校要通过现代化教育手段和开放式教育，拓宽知识获取渠道，开发创新性思维模式，加强"智能型""时代型"人才培养，紧跟时代步伐，以适应快速更新的科技手段和理论知识，满足时代发展和对外传播的多样化需求。另外要注重师承教育，通过院校教育与师承教育的有机结合，弥补"广而不精""精而不广"的不足。院校教育能够打下良好的基础，弥补师承教育规模小、思路局限的不足；师承教育能够弥补院校教育广而不精的不足，两者结合，可以培养出高质量的中医药人才，推动中医药事业的发展。

（二）加强对外教育，增强中医药文化输出

随着中国国际地位的提高和国家对中医药的大力支持，中医药的国际影响力逐渐提升。中医药成为来华留学生最受欢迎的专业之一，生源地范围也在逐步扩大。为此，既要把握住这种良好的发展趋势，也要认识其背后所存在的问题，这是推动中医药文化传播的关键。

第一，加强教材建设，提高教师质量。高质量的教材是中医药文化传播的基础。目前国内的中医药教材多种多样，能够满足国内的基础教学，但针对其他国家特殊国情和社会历史的教材相对较少，无法满足多样化的需求。所以，应加强中医药院校间的合作，在充分整合相关资源的基础上，共同编写出版适用于留学生的教材。

高质量的教师队伍是中医药文化传播的关键。要不断加强师资队伍建设，建立严格的选拔和培训机制，要求教师不仅具有中医药专业知识和良好的外语水平，对留学生所在国家的风土人情、社会发展等情况也要有所了解，能够与留学生进行沟通，调动留学生的学习积极性、主动性和创造性。要建立完善的评估机制，保证留学生的教学质量。

第二，解决好留学生来源和质量问题。留学生是中医药文化的学习者，也是传播者，其质量优劣关系到能否学好、发展好、传播好中医药。在留学生录取过程中，要避免"以数量取胜"的思想，以入学考试成绩和相关表现作为入学条件，严格把关。同时加强对留学生各个阶段的考试，确保留学生人才培养质量。要优化来源国结构，扩大招生范围和数量，培养更多的"洋中医"，为中医药在国际上生根开花打下良好基础。

第三，充分利用现代媒体技术，多渠道传播中医药文化。除进行课堂教学外，还要重视中医药海外中心等固定设施的作用，发挥互联网平台的传播优势。中医药文化网站、微信公众号、短视频等人们喜闻乐见的形式将成为中医药文化传播的主流，要优化传播形式和内容，让受众能够直观感受中医药文化的奥妙，提高了解和学习中医药文化的积极性，使中医药文化的传播更加快捷。

（三）依托国外高校，培养中医药人才

随着中外医学交流的深入，全球出现了越来越多的国际高校合作办学，服务对象已从华人华裔为主转向以本土居民为主，高学历中医师呈现出本地化培养趋势。数百所国外正规大学在开办中医药学历教育，并取得政府认可。例如，美国通过教育部教育评审委员会认定中医学校；在加拿大，排名第一的多伦多大学有上万名在校生，其医学院就设有中医专业；澳大利亚悉尼大学医学系相继开设了中医学士、硕士和博士学位课程。国外的各类中医药教育、科研合作和学术交流，有助于培养本土化的高层次中医药人才，形成国际型专业队伍，推动中医药走向世界。

国外的中医药高等教育发展还需要很长时间。每个国家都有自己的文化背景、政策措施和社会保障体系，中医药本土化教育的要求和临床标准也不尽相同，人才质量评价互通性不强。中医教育水平不同，也影响了当地人们对中医药文化的认同。在中医药教育国际化的背景下，应建立权威的国际认证机构、统一的教学大纲和临床教学要求，规范中医药人才培养，确保中医药国际人才培养质量。国际标准既要考虑中医药在不同国家或地区的客观环境和发展状况，尊重其自主权，也要考虑未来中医药国际化的纵深发展。

除了对本土高学历中医药人才的培养，还要注重对特殊人员，如国外在职西医的培训。伦敦中医学院就以在英国医学总会（GMC）注册的在职西医为主要施教对象。其主体是英国本地具有权威性和信赖度很高的家庭医生，他们社会地位高，医学基础扎实，学风严谨，在社会及医学界影响都非常大。对他们进行专科培训，能够发挥他们在学术上"意见领袖"的作用，在西方主流医学体系形成权威舆论，呼吁政府对中草药进行研究及合法化；临床上，可借助其门诊，推广中医的临床应用，将中医引入西方主流医学体系，促进中西医结合。这支特殊队伍，对加快中医药在当地的发展具有不可替代的作用，是国外促进中医药文化传播的一支十分重要的力量。

四、加强中医药文化宣传，引导中医药文化传播走势

（一）推动跨文化传播，提升中医药文化影响

中医药文化的国际传播可在针灸传播的基础上相互促进。针灸能够在世界各地得到广泛认可，与1971年中国向全世界宣布针刺麻醉效果的历史事件密不可分。针灸疗效独特，无毒副作用，被公认为绿色疗法，受到世界卫生组织的推荐，在世界160多个国家和地区得到广泛应用。要想提高外国人学习中医药的兴趣，推动中医药的跨文化传播，必须先让他们了解中医。当中国向全世界宣布针刺麻醉效果的时候，无论相信与否，西方人往往想先通过实验去验证，进而给出科学、合理的解释，这样针灸才逐渐被接受。针刺麻醉的客观效果是众所周知的，它对针灸事业的发展起到了巨大的推动作用。我们可以借助针刺麻醉，对中医药文化进行广泛宣传，通过推广针灸技术、中华药膳、太极拳等，促进中医药文化的国际传播。同时，在适当的时机、通过适宜的平台对典型事件或杰出人物加以宣传，这对中医药文化的国际传播可起到事半功倍的效果。

首先，要深度推广，打造全民传播中医药文化的意识。随着现代科学技术的发展，人们之间的交流变得越来越便捷，互联网更是将整个世界连成一个整体，网络在人们的日常生活中扮演着越来越重要的角色，对中医药文化传播发挥着不可替代的作用。要利用好网络的影响力，通过建设中

医药特色课程，通过言传身教，使各个年龄的人都能领略中医药文化的魅力。了解了中医药文化后，他们就是潜在的中医药文化的"传播者""携带者"和"捍卫者"。一旦出现质疑的声音，他们就可能成为"清道夫"，消除人们对中医药文化的误解，捍卫中医药文化的尊严，促进中医药文化的传播。另外新兴媒体作为现代媒体的主流，具有很强的实时性和互动性，可通过书籍和报刊，或各种征集比赛的方式，敦促百姓在中医药文化推广方面作出贡献，扩大宣传的广度和深度，使中医药文化内化于心、外化于行，坚定文化自信，增强对中医药文化的认同。

其次，要开拓创新，打造中医药品牌。要积极推动中医药与其他文化产业的融合发展，探索将中医药文化纳入文化产业发展的途径，创作一批承载中医药文化的创意产品和文化精品，促进中医药与广播影视、新闻出版、数字出版、旅游餐饮等的有效融合，发展新型文化产品，培育一批知名品牌和企业，提升中医药与文化产业融合发展水平。要打造中医药品牌需要专业的团队，要加强政府与企业的合作，发挥政府的主导作用和企业对品牌建设的专业性，助推中医药品牌"走出去"。

第三，要始终保持中医药文化的"原汁原味"。中医药之所以能发展到今天，很重要的原因是理论的成熟和实践的检验。如果在传播中一味迎合世界传播需要，或否定或改变，都会导致中医药原有的地位和原创性发生变化，这不仅会使中医药文化失去本质特色，还有可能产生副作用。原创性的原则和中国传统文化的本质是不能改变的。中医临床丰富和发展了中医药文化体系，促使中医药文化不断与时俱进，不仅可以强化中医药文化体系，还能及时发现发展中存在的新问题和新情况，推动中医药文化的国际传播。

（二）保证传播内容的权威性与公益性，引导中医药文化传播方向

首先，要确保中医药文化传播内容的严肃性和权威性。要对中医药文化传播的内容进行审核把关，把握传播内容的成熟度、准确度和战略高度。一要把好传播内容成熟关。要尊重事实，实事求是。二要把好传播内容的准确关。中医药文化传播的每个信息点、每个符号都有特定的内涵，要准确到位，任何表述都不能含糊，以免造成理解上的歧义。三要把好传播内容层次关。中医药文化传播的内容要有前瞻性、宏观性、总揽性，能够代表中医药文化的前进方向。要对中医药文化发展的目标、思路和任务，以及其他事关中医药前途命运的政策和制度进行传播，不能止步于细枝末节的信息报道。

其次，注重把握中医药文化传播的时机。把握恰当时机进行信息传播可以有效引起社会共鸣，过早或过晚往往都收不到预期效果，反而会有意想不到的副作用。这就需要提前做好调查，周密分析，科学研判，果断决策。

第三，注重危机传播。危机传播是危机管理的一部分，越来越受到各国的重视。中医药行业属于特殊行业，危机传播极为重要。近年来出现的强生泰诺事件、欣弗药品不良事件等，使医药行业一度面临严峻的信任危机。中医药文化危机传播要做到：一要提前建立中医药文化危机传播机制，做好风险评估预案，确保危机降临时有章可循、从容处置。二是在危机出现之后迅速查明真相，根据事实进行判断，并表明立场，召开发布会说明情况，扩大正面影响。三要第一时间告知真相，以真诚的态度主动承担责任，将处理结果及时公布，将危机带来的负面影响降到最低。

最后，主动设置议题，增加吸引力、号召力和感染力。要提高中医药文化传播的针对性和有效性，结合自身的传播战略目标和策略安排，以及受众的具体情况，科学设置传播议题，进行针对性传播，引领各媒体关注并集中宣传，这样能收到事半功倍的效果。避免议题不集中，自由发挥，陷入舆论旋涡而难以自拔。

（三）构建中医药文化传播风险防范机制，加快中医药文化传播进程

随着社会的发展，各国交流更加频繁，交流方式日益增多，文化交流、文化输出和文化贸易逐渐成为国家综合国力竞争的重要力量。由于近代中国侵略和战争不断，优秀中华文化在世界范围内的传播和影响出现了断层，文化传播经验不足，传播模式也不成熟。同时，中医药文化传播也面临诸如困境。如何突破困境，找出适合中医药文化传播之路是值得深入探讨的问题。

中医药文化作为中国传统文化的代表，兼具文化和实践的双重特性，在传播过程中，要借鉴现有经验，规避传播风险，打造适合中医药文化传播的途径。

首先，文化与商品有一定的联系，可借鉴商品在海外的发展经验，推动文化传播。如美国联合利华企业认为，只有把"中国功课"做足，才能在硕大的市场取得长足的领先地位。至于如何做好"中国功课"，可从亲民的角度出发，将公益事业作为长期坚持的理念，发展与企业文化相对应的公益事业，树立良好的社会形象。中医药文化本身就具有社会服务功能，可通过长期、可持续的社会福利事业和相关的公益文化活动，深入其他国家基层，与当地社会合作，为当地社会发展带去中国式解决办法，通过服务社会，为中医药文化传播埋下良好的种子。此外，针灸作为中医药服务的一部分，是中医药文化推广的先行军。从1973年针灸的合法性在国际上得到确立，到针灸申遗成功，针灸的发展逐渐走向成熟。可借鉴针灸在海外发展的成熟经验，以针灸技术带动中医药文化发展，规范中医药文化传播路径，拓展中医药文化传播方式，以点带面，建立中医药文化传播体系，推动整体发展。

中医药文化国际传播能否生根发芽，面临的主要问题是如何规避传播风险。为此应建立良好的风险防范机制，传播的内容要准确。中医药文化不同于其他文化，其内容的科学性、准确性不仅是文化自身发展的要求，更是文化传播的首要条件。为此，要加强中医药基础理论研究，运用现代科学手段和方法，提高中医药的科技含量，加强理论创新，以事实为依据，让中医药文化传播从被动出击转变为主动接受。此外，中医药文化传播要因地制宜、因时制宜、因人制宜，满足不同国家对中医药的需求。建立不同国家和地区的数据库，做到先"诊病"，再"开方"，借鉴成功的经验和传播手段，建立中医药文化传播的长效机制。

第五章 黑龙江中医药大学中医药文化育人实践

第一节 中医药文化育人平台建设

一、建设中医药文化育人课堂教学平台，丰富学生的文化内涵

中华优秀传统文化的典型代表中医药文化，五千年来不断吸纳天文学、文学、哲学等学科精髓，形成独具特色的医疗文化体系，成为国际社会上代表中国形象的一张国际名片，其中蕴含的人文精神和哲学内涵，是中医药在国际舞台上大放光彩的有力支撑。作为中华优秀传统文化的浓缩与结晶，中医药文化对中华民族的发展和繁衍以及民族医疗卫生事业的发展和建设都起着不容忽视的作用。随着大众对中医药文化思想的进一步理解，中医药文化的价值取向也越来越为大众所接受，同时社会对中医药文化产品的需求量也在与日俱增，由此可见，中医药文化的传承将迎来更加光明的发展前景。中医药院校肩负着将中医药文化发扬光大的光荣使命，在课堂教学中教育引导学生坚定文化自信，这也是我国高等中医药院校培养人才的重要途径之一。

（一）利用中医药文化育人资源，推动传统中医药课堂教学模式改革

1. 明晰各部门育人职责，打造中医药人才培养主阵地

黑龙江中医药大学扎根龙江大地，一直致力于探索培养一流中医药教师的新路径，并且在教学过程中始终密切关注教师综合素质发展，持续完善教师的培养体系。教务、科研、学工、后勤等"大思政"学生管理部门

以及承担教学临床实习任务的各学院、附属医院遵循中医药文化育人的原则与方向，在学生学习、生活的过程中潜移默化地进行中医药文化教育，让中医药文化与中医药课程学习、人文情怀熏陶、专业素质培养无缝链接，从而形成各学科不断渗透、支撑的课程思政育人体系。同时，学校明确各相关部门的育人使命，始终坚持中医药文化育人成长新格局。在学科建设过程中能够有效推进课程改革，优化专业人才培养方案，在人才培养全过程中始终坚持"文化育人"的总方针，引导中医药青年脚踏实地，勤学苦练，努力成长为祖国和人民所需要的中医药事业接班人。

2.挖掘中医药文化育人价值，培养医学生"中医思维"

培养优秀的中医药接班人是中医药文化育人的目的和手段，教师课堂上的授业解惑和临床实践中独具中医特色的"师徒"传帮带学习模式，正是中医药文化育人的体现。在理论学习和临床实践的过程中，传承的不仅是中医理论，还有大医精诚的医德医风。学校注重优化中医药专业课程设置，突出中医药专业课程的主体地位，加强对医学生中医思维培养，让这种思维代代相传，生生不息，作为一脉相承的灵魂刻在中医人的骨子里。

3.重视中医药文化课堂渗透，引领中医哲学思政课新风潮

中医药文化作为中华民族的特色文化，在发展过程中具有较强的历史属性与科学属性。例如，"天人合一"思想便能够体现出中医药传统思想中的整体观，其中包含的"阴阳学说""辨证论治"都可以看出古人在发展过程中的智慧所在。中医药文化中"兼容并蓄，和而不同"的思维理念也与西方医学崇尚的"对抗与征服"的思维方式有极大不同，在应对文化冲突等问题上更具建设性。为此，学校将中医药文化教育与思政教育有机结合，重视课堂渗透，引导思政课教师将中医药文化适时融入日常教学，深挖中医药文化精神，拓展医学生的思维方式，开拓学生的国际视野，提高分辨识别能力，守正创新，引领师生重视人与自然的和谐关系，掌握以中医哲学思维辩证看待事物发展变化的原理和方法，实现用中医药文化引领学生思想，推动学校的内涵式发展。

（二）利用中医药文化育人资源，提升学生人文素养

1. 中医药文化核心价值观引入课堂，引导学生树立正确的人生方向

国家在倡导构建社会主义核心价值观的同时，非常注重中医药文化价值观的内涵研究。中医药文化核心价值观是先人留给我们的经典思想和操作规范。在教学过程中，学校注重从中医药文化核心价值观出发，借助其中蕴含的"以人为本"的文化气质和精神实质滋养医学生的心灵，用"博极医源，精勤不倦"的职业道德要求鞭策医学生发愤图强，不断精进医术。通过"四小经典知识竞赛""与国医大师面对面""药膳新品鉴赏会""15分钟中医药服务圈"等学生喜闻乐见的校园文化活动启蒙学生对中医药文化价值观的兴趣，引导其进一步研读中医经典，进而运用中医经典理论指导医学实践。

关于中医药文化的核心价值观有诸多表述，如"医乃仁术""天人合一""调和致中""仁心仁术"等，但中心思想可以概括为"仁""和""精""诚"四个字。这与社会主义核心价值观有着紧密的联系，存在一定的同源性和契合性。"仁"是指中医药在发展过程中表现出的"医者仁心"，也就是对自然及生命的敬畏之心，对待患者和身边的人心地宽厚，对国家充满爱国之情。这与社会主义核心价值观中"爱国""平等""友善"的精神内涵高度一致。在中医药传统思想体系中，"和"是指"天人合一"的发展思想。"和"最能体现医患信任的道德观念，与社会主义核心价值观中的"文明""和谐"相对应。"精"指严谨治学，追求精益求精的医术，与社会主义核心价值观中的"敬业"相对应，都强调发挥专业特长，做好本职工作。"诚"即诚实守信，严谨诊疗，坦诚面对患者，敢于直面医者内心，这与社会主义核心价值观中的"诚信"相对应。将中医药教育体系中蕴含的价值观念与课程内容进行有效融合，有助于实现中医药文化育人目的。与此同时，学校设置一系列中医药文化选修课，进一步将中医药文化所展现的人生观、处世观、治疗观、养生观等融入其中，灵活插入课堂教学，不仅丰富了教学内容，提升了医学生的理论素养，还有

助于引导学生成长为德才兼备、具有国医风范的中医药后备力量。

2. 建设中医药特色课堂文化，促成学生中医药文化认同

新时代中医药文化传承与发展正面临前所未有的机遇和挑战，中医药文化认同感在逐步提高。学校结合习近平总书记关于不断开辟马克思主义中国化时代化新境界的政治要求，确保各项工作始终沿着社会主义办学方向前进，全面做好医学生的思想教育工作，引导医学生不断提升理想信念，锻炼本领，奋发有为，勇毅前行，为祖国的繁荣富强贡献力量。中医药有丰富的经典医籍、个体化诊疗体系及"治未病"等先进理念，将这些优势用于临床，能够为大众提供更好的诊疗服务，保障人民群众健康发展。中医药院校作为培育中医药人才的主阵地，学校加强顶层设计，努力建设中医药特色课堂文化，积极应对学生对于中医药文化的认同偏差，充分发挥课程思政的积极作用，提升中医药学子对中医药文化的认同感、归属感，坚定不移地提高自身的文化自信。

3. 激发中医药文化创新，培养优秀的中医药接班人

中医药发展需要守正创新，学校始终坚持精品意识，不断开设具有中医药文化特色的创新创业精品课程，探索把创新精神与中医药文化相结合的方法，将中医药文化作为学生发展的有力支持，提高大学生的创新意识，促进中医药文化在传承创新中发展。创新是第一生产力，人才是中医药事业发展的第一资源，学校坚持医教协同，充分发挥"双一流"建设高校、省部局共建高校及国家重大科研平台、医学中心的作用，拓宽国际视野，以更加开放的视野和包容的胸怀培育高层次的复合型中医药人才。

二、建设中医药文化育人校园活动平台，增强育人效果

中医药文化作为中国传统文化的典型代表，因其独特的医学理论体系和对诸多疑难病证的有效治疗而享誉国内外。在古代唯物辩证法思想指导下，经过长期的医疗实践，其所展现出的强大生命力让人叹为观止，为中华民族的繁衍与繁荣打下了坚实的基础。

随着经济技术的不断发展，全球一体化的逐步实现，许多新型疾病让人类遇到了前所未有的挑战。中医药院校只有结合专业特点，多途径开展中医药文化育人活动，才能增强育人效果，实现以文化人、以文育人的目标。

（一）建设中医药文化育人校园活动平台

党的十八大以来，中医药发展越来越受到党和国家的重视。随着社会的发展，中医药院校应明确其传承责任，为国家培养更多的中医药人才。在人才培养过程中要以弘扬中医药文化精神为重点，进一步加强高素质人才培养。同时结合网络热点，采取多种形式，促进中医药文化在全社会的普及与推广。

1.中医药文化育人校园活动平台的针对人群

（1）中医药院校在校学生

医学生作为中医药文化的传承者，始终肩负着发扬中医药文化的重任。他们具有丰富的中医知识，更能深入理解中医学所蕴含的核心理念。学校通过加强中医药文化校园活动平台建设，加强医学生间的交流沟通，实现不同学生思想之间的碰撞，从而提高对中医药文化认知。

（2）其他社会人群

国家中医药管理局联合多部门印发的《中医药文化传播行动实施方案》提出，在中医药文化传承过程中，应明确其教育内涵，并坚持其在国民教育中的基础地位。高等中医药院校应充分发挥自身的学科优势，多部门协作，加大对中小学传播中医药文化的力度，采用切实有效的方法，提高中医药文化在国民心中的认知度。为了进一步提升中医药文化的传播范围，提升民族自信，学校通过多形式、多角度的校园平台活动，将中医药文化广泛传播至社会的各个角落，以实现文化育人的目标。

2.中医药文化育人校园活动平台建设的类别与路径

中医药人才培养多采取传统授课加主题教育的模式，这与其他类型的教育没有本质区别。要想开创独具中医药特色的育人途径，建设中医药文化育人校园活动平台便成为必不可少的途径之一。

（1）学生社团活动

为了提高学生中医药文化知识的储备，提高在校生业余生活质量，学校结合教学特色，积极鼓励、引导学生开办形式多样的中医药特色学生社团。作为第二课堂的学生专业社团，如药膳社团、研究生伯仲沙龙等社团组织都增加了中医药文化的内容，不仅增强了学生的中医药文化底蕴，激发了学生学习中医药文化的热情，也提高了他们的实践能力和创新精神。社团活动的开展使学校的学术氛围日渐浓厚，为特色中医药文化育人校园平台的打造奠定了基础。

（2）大学生创新创业活动

大学生创新创业活动是国家基于社会背景而提出的以大学生为主体进行的一项自主创新工程化项目，目的在于通过对大学生创新性能力的培养，引导其肩负起继承和发展民族大业的重要使命。中医药院校作为承载中医药文化的载体，在大学生创新创业活动中可以有效结合中医药文化的特点，以独特的视角展现创新方案。近年来，黑龙江中医药大学对于大学生创新创业活动的重视程度不断增强，借助指导教师的启发性教学及学生的自主思考，使活动取得了较好成效，促进了校园中医药文化氛围的形成，让学生在日常生活中能够品味中医药文化。

（3）医疗义诊实践

实践活动是大学生提升自身能力与自身文化素养的一个重要途径，是医学生成长的必由之路，更是医学生立自身德行的必要载体。医疗义诊类实践对于中医药文化的传播具有潜移默化的作用，学校积极组织各种类型的医疗义诊活动，如大学生志愿者暑期文化卫生"三下乡"、中国国医节纪念宣传等活动的开展，始终秉持"一体联动"与"多方协同"的原则，以中医药大学为主体，联合多区域、多部门共同开展，在把握实施主体与对象之间关系的同时，建立高效运行机制。这些实践活动既锻炼了学生的医疗诊断能力，提升了受众人群的健康意识，也在一定程度上传播了中医药文化，为中医药院校文化育人架起了通往成功的桥梁。

（4）日常网络媒体的报道

黑龙江中医药大学以中医药文化作为切入点，结合时代特点，充分利用网络自媒体的优势，打造具有中医药特色的文化主流媒体，在媒体平台上宣传中医药文化，开展专题讲座，开设文化论坛；并借助公众号推送中医药知识，搭建以网络科技为载体的中医药文化育人活动平台。

（5）其他活动

黑龙江中医药大学将中医药文化元素融入开学典礼、毕业典礼等较为重要的校园文化活动，并与学生健康教育相联系，在教学中融入太极拳、五禽戏等中医传统功法，将中医药文化贯穿于校园生活与工作的方方面面，激发学生感悟中医药文化的热情。

（二）中医药文化校园平台的育人效果

随着中医药文化育人校园平台的逐步搭设，中医药浓厚的文化氛围在校园逐渐形成，学生的自我管理能力显著增强，自主思考能力明显提高；校园文化浓郁，学术质量稳步上升；毕业生就业质量与整体评价连续上涨，在多项工作中取得优异成绩；"勤奋、求真、博采、创新"的校训真正落到实处，以文化人、以文育人、立德树人初见成效。学校所营造的文化氛围为学生顺利成长提供了营养的沃土，在悄无声息中影响着学生的价值追求。

三、建设中医药文化育人社会实践平台，发挥高校的文化推广作用

（一）以推广中医药文化为核心，构建"社会大课堂"实践育人体系

社会实践活动是践行中医药文化育人的重要载体之一，是把中医药文化的理论知识转化为实践行动的有效手段。加强高等中医药院校学生的社会实践活动不仅能够让学生们在广阔天地锤炼意志品质、练就过硬本领，还能够在更多地方撒下中医药文化的种子，更好地传播中医药文化。黑龙江中医药大学高度重视中医药文化育人视角下社会实践工作的开展，着力推动社会实践工作的"三个转变"，即实践服务主体向全校青年转变、实

践活动向日常化转变、实践内容向多元化转变。在疫情防控常态化大环境下，学校以机制、体制改革为基石，创造出以新媒体为阵地的有效载体，形成了独具特色的工作格局。

1. 承担传承创新的时代使命，提高医学生的责任感

黑龙江中医药大学着力增强引领力、组织力、服务力，引导学生成为有理想、敢担当、能吃苦、肯奋斗的新时代优秀人才。学校大学生创业园、大学生创新创业训练计划、科技创新竞赛等培养有创造力的医学人才；利用西部计划、兴边富民行动、"三支一扶"基层服务项目等载体，选派优秀学生志愿者到基层去、到西部去、到祖国最需要的地方去，让青春散发出光芒。团队中指导老师充分发挥辅导和引领作用，在社会实践中全程引导，鼓励中医药学子学以致用，提高自身对社会的贡献度，做一个真正对国家有情怀、对社会有担当的新时代中医药人才。

2. 提高社会实践参与率，助力中医药文化传承

社会实践是锻炼大学生动手能力的重要平台，有助于提高人才培养质量。学校不仅注重社会实践活动的内容设计，更关注社会实践活动的参与率。暑期"三下乡"社会实践活动时间相对固定，日常社会实践活动和寒假"返家乡"社会实践活动的灵活性弥补了暑期实践活动的不足，为寒暑假不方便参与社会实践活动的学生提供了更多选择的机会。在"返家乡"活动中，同一户籍地的3~5人可组成一个团队，大大节约了活动开支。每年寒假学校解除"返家乡"社会实践团队数量限制，让更多志愿者参与到社会实践活动中来，让更多的人获得实践能力提升的机会。

3. 做好过程督导，注重硕士、博士的引领作用

在组建社会实践团队时，合理设置本、硕、博学生的比例，尤其是在义诊、撰写调研报告等关键节点，让硕士、博士充分发挥"传、帮、带"的作用。建立科学的社会实践活动有效性评价体系，评价指标囊括活动前、中、后期，包括活动前期的培训指导、团队组建，活动中期的内容设计、专业应用，活动后期的实践对象满意度调研、总结表彰等评价。安

排具有丰富社会实践经验的教师及学生骨干、硕博学生随队进行不定期指导，兼顾多方面对中医学子进行启发教学，在基层的广阔天地里将学生的感性认识升华到理性认知，将社会实践活动变成课堂传统教学的有效补充，提高学生解决实际问题的能力。

（二）深挖中医药文化资源，打造多元化社会实践育人模式

1. 紧贴地域特色，以中医药文化涵养时代新人

"龙江医派"是我国近现代于北方地区新兴的中医药学术流派，其具有黑龙江省特有的历史、经济等发展脉络，是一种有着鲜明地域特色的学术流派。"龙江医派"的名中医代表人物有高仲山、马骥、韩百灵、张琪四位老先生。

黑龙江中医药大学扎根龙江大地，肩负着传承"龙江医派"学术思想和龙江特色诊疗方法的责任。学校更是在发展过程中不断完善学风建设，采取创办文化节，开展全国中医药学术流派研讨会，中医药文化知识科普巡讲，中医药进农村、进社区、进家庭义诊，全省中医药知识技能大赛等活动，营造校园"龙江医派"中医药文化氛围。学校尽最大可能搭建平台与药企合作，共同挖掘开发龙江当地药材，利用社会实践活动的契机寻访龙江本地名老中医，研讨少数民族及寒地特色诊疗方法，引导龙江中医学子发扬和继承老一辈龙江中医人的北疆情怀、艰苦奋斗精神及惠泽百姓的坚定决心，努力成长为优秀的"龙江医派"继承者。

2. 充分发挥中医药专业优势，组织各类中医公益义诊活动

中医药强调"整体观""辨证论治""治未病"等观念，这对百姓的身体保健有着重要意义。社会实践义诊是搭建中医药院校与百姓之间的桥梁，能够为百姓提供更多优质的健康咨询与义诊服务，真正做到便民惠民利民，把中医健康知识融入人民群众的健康生活中，为百姓筑牢坚实的健康屏障。黑龙江中医药大学鼓励青年学子在临床医生的带领下走出校园、走向社区、走向街道，开展各类公益义诊活动，充分发挥专业优势，守初心、献爱心、暖民心，全心全意守护百姓健康，努力为建设和谐社会作贡

献。义诊期间，青年学子利用扎实的医学知识，积极宣传中医药文化及特色，讲解中医药防治急慢性疾病及常见病的理念及优势，促进百姓自我保健意识和健康水平的提升。通过义诊活动，医学生不仅积累了经验，加深了对中医药知识的理解，提高了独立诊断水平，还增强了奋发图强、努力践行全心全意为人民服务的初心使命。

3.疫情常态化情况下，利用新媒体拓展社会实践新形式

在疫情防控常态化的背景下，新媒体平台发挥了重要作用。团中央印发的《关于进一步加强和改进大学生社会实践的意见》（中青联发〔2005〕3号）强调，"在新世纪发展过程中，应充分利用好报刊、电视等新闻媒体，贯彻落实大学生实践报道，为大学生发展建设创造良好的发展氛围"。黑龙江中医药大学充分利用微信公众号、抖音、B站等新兴网络媒体宣传中医药文化，积极构建新媒体时代全新的大学生社会实践工作格局。

学校充分发挥新媒体平台在社会实践活动中的思想引领作用，引领社会实践的方向，让更多的学生通过新媒体平台参与社会实践活动，增设社会实践活动专栏，增强线上线下互动环节，探索"云实践"活动模式，为社会实践的良好实施添砖加瓦。

（三）与志愿服务有机结合，推动社会实践活动常态化

社会实践是"第二课堂"的重要内容，医学生的社会实践活动更具有特殊意义。学校通过组织医学生参与实践活动，使其亲身感受乡村振兴发展战略的效果，帮助大学生深入了解中国国情，了解家乡文化，培养大学生对基层群众的质朴感情，提升社会责任感。

1.暑期"三下乡"社会实践

1996年12月，中央宣传部、国家科委、农业部、文化部等十部委联合下发了《关于开展文化科技卫生"三下乡"活动的通知》，并于1997年正式实施。20多年来，"三下乡"社会实践活动在全面提升学生综合素养、传承志愿服务精神、提高高校实践育人实效等方面发挥了重要作用，已经成为各大高校锻炼学生社会实践能力的一种重要的常规性活动。暑期"三

下乡"社会实践活动具有人数较多、规模较大、内容较为丰富、实践周期较长等特点。

"三下乡"社会实践活动是实践育人的重要载体，黑龙江中医药大学始终将其视为医学人才培养的重要环节，并将其与中医药文化传承相结合，使学生通过社会实践提高对现实生活的理解，并自觉为社会发展作贡献。在"三下乡"社会实践活动中，学校注重对医学生进行政治思想教育，并结合中医药特色组织社会实践队伍，包括中医康复保健服务、中药材种植和加工服务、农村卫生事业调研、医疗常识推广、义诊、药企考察、中草药辨识等，在指导教师的带领下，医学生奔赴全国各地为百姓送医送药，社会影响力不断提升，多次受到省市媒体的关注和报道。

2. 寒假"返家乡"社会实践

2019年6月，团中央下发《关于开展全国大学生"返家乡"社会实践活动的通知》，标志着全国大学生"返家乡"系列活动正式拉开帷幕。这也是习近平总书记对青年工作提出的要求。"返家乡"社会实践活动通常在寒假开展，具有人数较少、规模较小、活动形式较为灵活、实践周期较短等特点。

"返家乡"社会实践是暑期"三下乡"社会实践的有效补充，形式更为灵活，不受活动规模、实践地点距离的限制。学生利用寒假返回家乡的机会，到社区、到母校宣传所在大学的办学理念，普及中医药文化知识，作为大学与家乡优秀传统文化交流与沟通的使者。黑龙江中医药大学于2010年寒假开始探索"返家乡"社会实践新模式，目前已连续开展10余年。大学生"返家乡"活动一方面可以引导青年学生坚定理想信念，另一方面也可以为基层治理提供新的发展思路、带来活力。学校加强与地方政府、乡镇、企业、工厂、社区的联系，进一步促进校地合作、协同育人，为学生参加"返家乡"活动搭建更多的平台。

3. 其他日常社会实践活动

为了使社会实践活动常态化，让更多的学生获得动手实践的机会，黑龙江中医药大学共青团一直致力于提升"七彩课堂""爱心之家""博物馆讲解团""敬老爱老服务队""思音手语"等品牌的影响力,通过举办学习雷锋活动月、社区小课堂、无偿献血知识普及暨艾滋病预防专题讲座、中医药传统文化走进小学等主题志愿服务活动,拓展社会实践日常活动的宽度。

（1）"岐黄爱心血库"——用爱心筑起生命长城

岐黄爱心血库志愿服务项目自2005年启动以来,始终坚持"献血有益健康,救人功德无量"的宗旨,每位志愿服务队成员既是一名献血者,更是一名宣传员与招募员。学校每年定期开展两次"献血车进校园"活动,并于2011年与哈尔滨市第三座"爱心献血屋"——哈尔滨市乐松献血屋建立了长期志愿服务合作。志愿者们在每周一至周五下午及周六、周日全天前往哈尔滨市乐松献血屋开展志愿服务活动,向市民普及献血知识,宣扬无偿献血精神,帮助前来献血的市民填写表格、答疑解惑,协助工作人员完成采血任务。截至目前,岐黄爱心血库已累计组织集体献血38次、参与献血人数9500余人次,服务时长达37800余小时,累计献血量超过160万毫升,为缓解哈尔滨市血库储备紧张作出了积极贡献,构建起"弘扬雷锋精神,奉献青春热血"的社会新风尚。

（2）"七彩课堂"——在青少年心中播下中医药文化的种子

七彩课堂志愿服务队与哈尔滨市通乡小学五年级班级结对子,常年开展中医药文化进校园——七彩课堂志愿服务活动。服务队的志愿者充分发挥自身专业特色与优势,寓教于乐,将中华优秀传统文化,如中医药文化知识、二十四节气等融入教学和游戏之中,将中药香囊制作、传统剪纸等实践操作贯穿其中,让小学生在亲身体验过程中感受中华文化的魅力所在。目前,已经有两千多名志愿者参与本次志愿服务,累计服务时长超1万小时。学校在内部更是建立了学生参与公益、关爱留守儿童的平台,形成大手拉小手、一路"童"行的良好风貌,使中医药文化有继承、有弘扬,使留守儿童有温暖、有力量。

（3）"博物馆讲解团"——争做中医药文化传播大使

学校依托"校园文化大使选拔赛"，培养优秀的中医药文化志愿者讲解团队伍，讲好龙江中医故事。学校以黑龙江省博物馆和学校中医药博物馆为平台，开展参观导览、文物讲解及非物质文化遗产手工作坊管理等工作。自2011年起，学校每天派1~3名学生志愿者到黑龙江省博物馆承担讲解工作。学生志愿者们纷纷表示，在黑龙江省博物馆承担讲解工作不仅锻炼了自己的口才，还学到了很多历史知识。近几年参与志愿服务的学生已超过1600多人，服务总时长达8000余小时。学生们的热情服务获得了群众的一致好评。

黑龙江中医药大学中医药博物馆是2008年获批建设的黑龙江省唯一以"弘扬中医药文化，普及中医药科学知识"为建馆精神的博物馆。博物馆除展示功能外，还设有模拟药房、中药炮制、特色疗法、养生功法、食疗药膳、中华文化等体验项目，同时配备图书音像资料、互动体验系统、科普课程模块等，是开展中医药科普教育的重要场所。近年来，博物馆定期开展全国科普日、省科普月、博物馆日、中小学研修实践、中医药文化进校园、科普讲解大赛等特色活动，培养了一支优秀的中医药文化讲解员队伍，在普及中医药科学知识和中医药国际传播等方面发挥了积极作用。

（四）注重实践成果的总结与积累，反哺中医药文化理论研究

黑龙江中医药大学利用形式多样的社会实践活动引领中医药学子走进基层、贴近生活、深入群众，促进知行合一，为社会贡献更多的力量。同时秉承"理论－实践－再理论－再实践"的原则，坚持从理论中来，到实践中去。除举办社会实践活动出征仪式外，还注重社会实践活动成果的总结，指导参与者撰写实践报告或论文，出版实践活动成果集，助力中医药专业知识的学习及临床实践，提高学生的获得感和成就感。

四、建设中医药文化校园融媒体平台，发挥宣传阵地育人功效

互联网时代背景下，新兴媒体不断壮大，与传统媒体互相融合成为

一种态势。中共中央印发的《关于加快推进媒体深度融合发展的指导意见》提出，媒体行业应加大人才培养力度，不断提升自身媒体的主流发展意识，加快推动线上线下一体化发展，并在建设过程中坚持内容建设、技术支撑的全媒体建设体系，在舆论的引导下促进文化传播。学校借助宣传廊、通讯社、文学杂志社团、新媒体中心等传媒方式，引领师生弘扬中医药文化，宣传学校在育人方面所发挥的导向作用及引领作用。

（一）促进四个融合，助推中医药校园媒体高质量发展

1.促进校园媒体的队伍融合

学校的新闻中心、校广播站、新媒体传播中心等分属于不同的部门，主管部门有宣传部、文化传播中心、学生处、团委及各基层学院自有媒体平台。各部门既独立运营，又相互融合。以往每个部门或学院都有一支独立的采编队伍，同一活动会有多支队伍进行采访、编辑、制作、发布，不仅浪费了资源，还达不到多角度、多层次报道的目的。媒体融合并不是单纯的队伍合并，而是要做到统一思想、提高技术水平，从整体上提高传播质量。为此学校将校院两级学生会宣传部、新媒体中心、学生通讯社等学生社团负责宣传工作的同学召集在一起，定期邀请校内外宣传工作专家对其进行专业指导。学校宣传部等部门定期或在重要事件节点召开全校宣传工作联席会议，提高对媒体融合的认识，统筹相关工作交流经验，逐步建成了一支理想信念坚定、专业本领过硬、职业情操高尚、热爱宣传事业的专业化融媒体队伍，筑牢了高校宣传育人阵地的根基。

2.促进校园媒体的内容融合

在"人人都有麦克风"的自媒体环境下，每个人都可以通过互联网发声，对此，学校牢牢把握媒体宣传的大方向，在利用电视、报纸等传统媒体固有优势的同时，主动掌握微信、微博、抖音等多媒体平台的主动权，扩大官方传媒平台的影响力，为社会发展传播正能量。同时注意培养一批政治觉悟高、业务能力强的网络评论员队伍，坚决与网络不良声音做斗争，营造风清气正的网络空间。学校注重师生对媒体宣传的诉求，从传播

内容、方式等多个方面对新闻的选题、编辑、图片处理等进行"一次性采集、多样生成、多元发布"，力争做到"全媒体采集、多媒体编辑、多平台互通"，准确定位人群需求，将内容针对性地推送到客户端，提升使用者的认可度，不断优化传播效果。

3. 促进校园媒体的机制融合

首先建立融媒体工作小组，校领导担任组长，全面负责学校的融媒体工作，制定融媒体工作计划、实施步骤；对如何配合宣传工作提出建设性意见，安排专人负责对接工作。其次完善新闻事件工作机制，在重要活动前或社会事件出现伊始，针对信息扩展来源，掌握一手资讯，抢占先机。第三，建立舆情应对机制，落实负责方，制定舆情事件应对方案，把握舆情解决的黄金期，坚持正确引导。最后，强调学校和二级单位、学院宣传工作一体化，与校外新闻单位保持紧密联系，加强校内新闻宣传队伍的内涵建设，扩大校内新闻的社会传播面和有效覆盖面。

4. 促进校园媒体的平台融合

校园媒体的平台融合，有助于媒体间的互通、互融、互联，学校充分利用电视、报纸、公众号等媒体资源，强化资源共享平台建设，推行更加优秀的广播作品在媒体平台上播放，并进行节目评比，展示校园文化的魅力所在，传播正能量，打造融媒体品牌。宣传部门做好顶层设计和落地指导工作，调动各媒体的积极性，整合优势资源，联合师生自媒体成为官方媒体的支持者和推广者，提高校园官方媒体的引导力和传播力，共同营造积极健康向上的校园网络舆论环境。学校从校园融媒体发展机制入手，搭建移动校园服务平台，提供统一的访客登录入口，实现了教学、科研、管理、信息发布为一体的应用融合。师生在手机等终端可通过短信、微信等多渠道发布信息，实施精准高效地宣传校园文化。

（二）课上课下两手抓，探索线上线下协同育人的融媒体新样态

1. 调整传统授课模式，增强第一课堂的时代感和吸引力

课堂主要是对知识进行传授，教师十分关注学生的信息技术使用情

况，并对其进行正当引导。在理论教学环节将中医药文化知识融入其中，使学生无时无刻都体会到中医药文化的魅力所在。学校借助中医药文化微课视频，将线上、线下教学平台进行联系，拓展学生的学习资源，推动中医药文化与课堂教学相联系，提升教学质量，丰富教学内容。

2. 顺应融媒体发展趋势，让"第二课堂"绽放中医药文化异彩

学校注重将传统媒体与新媒体等相结合，并融入中医药文化活动和学生日常学习，借助中医特色社团，如解剖学社、武术协会等，通过举办不同的文化艺术节，进一步将其与融媒体发展相结合，重视新媒体平台的创建，让更多的师生参与其中。从活动发布前的造势宣传，到活动过程中的互动参与，再到活动结束后的新闻传播，根据活动性质、活动阶段、活动针对人群整合融媒体资源，达到最佳的宣传效果。与此同时，学校充分利用中医药博物馆、生命科学馆等文化传播阵地，提升中医药文化传播的实际效果。

第二节　中医药文化育人学术文化

一、打造中俄学术文化交流的典范

为了促进与俄罗斯的文化交流，学校与俄罗斯阿穆尔国立医学院共同创建"中俄生物医药论坛"，并在学术研究、学生培养等方面开展了广泛交流与合作。迄今为止，该论坛已成功举办18届。经过近20年的发展，该论坛已经成为两校学术与文化交流的良好平台。该论坛由最初的仅两校医学教授进行学术交流拓展到医学领域之外的广泛交流，交流对象从原来的教授拓展到现在的学生，并延伸至其他高等院校，乃至日本、英国等多个国家的专家、学者。2016年，两校共同发起"中俄中医药创新发展联盟"计划，该计划涉及72所高等院校，并得到诸多医疗机构的加盟，有力地促进了两个学校在人才培养、产品开发等深度合作。中俄中医药创新发

展联盟的成立不仅对教育领域的合作发展意义重大，对于两国人民的健康也起到了一定的积极作用，为促进"一带一路"倡议的实施作出了创造性贡献。

（一）学术盛会，广泛交流

"中俄生物医药论坛"遵循多角度、全方位、深层次的宗旨，设立了教师论坛、学生论坛等探讨中医诊疗技术、中医药文化等多方面知识。两国专家、学者及两校学生积极参加，分享最新的科学研究成果，在思维碰撞中激发灵感，投稿数量不断刷新，质量不断提高。

两国专家、学者从学术研究、教育教学、临床技术等方面展开交流，内容涉及临床与预防医学、医学创新方法、代谢组学、疾病诊疗、动物实验、临床观察、中医康复等多个领域，就共同关心的内容达成合作意向。

在教学方面，学校与俄罗斯阿穆尔国立医学院、俄罗斯太平洋国立医科大学等高等院校签署了人才培养方案，就高等人才培养、互派学生到对方院校实习、确定实践内容与方式达成了共识。

在论坛上，中医专家展示了五官科、骨科、针灸科、康复科常用的传统中医诊疗技术，使双方的交流合作得到进一步拓展。在新冠疫情防治过程中，俄方专家对中医药防疫经验表现出浓厚的兴趣，双方专家就疫情防控进行了深入交流。

两国学生纷纷在论坛上阐述各自的学术观点，虽然文化不同，语言不通，但双方本着互相学习的强烈愿望，对学术研究态度认真，通过交流，双方学生建立起了深厚的友谊。

论坛举办以来，共有数百位师生进行学术交流，数千名学生以学术论文的方式展示其研究成果。"中俄生物医药论坛"的成功举办开阔了两国师生的视野，提供了学生自我展示的契机，使学生的学习能力得到不断提升。学术论坛的顺利举办标志着中俄双方在未来有更广阔的发展空间。

（二）弘扬传统，文化碰撞

中华文化起源于亚洲，传承千年，有着深厚的内涵，并且在发展中显现出连续性与稳定性。中华文化具有开放、包容等特点，对人类文明的发展与建设具有积极的推动作用。虽然中俄文化属于不同的文明体系，但互信程度高，为中俄文化交流奠定了良好基础。

中医药文化是中国传统文化的具体体现和高度提炼，弘扬中医药文化，可以让世界通过中医了解中国，感受中国传统文化的魅力。弘扬中医药文化，使中医药文化走出国门，可以让世界听到更多的中国声音，认识更广的中国传统文化，以"春风化雨、润物无声"的方式增强学生的文化自信，坚定学生治病救人的初心与使命，树立弘扬中医的伟大理想，建立中医思维，培养具有"中医魂"的中医药人才。

中俄两校师生的交流涉及传统文化、体育等方面，我校展示了具有中华传统文化代表符号的传统武术，如功法、拳械、功夫扇、太极、拂尘等，得到了广泛赞扬。同时通过古筝、琵琶、京剧等艺术形式，向俄方师生展现了中国传统文化中独有的婉约美与意境美。俄国歌曲喀秋莎，以其耳熟能详的旋律，使双方师生回忆起曾经携手的战斗岁月。两国还通过乒乓球、排球等友好比赛，展示出顽强拼搏的体育意志与高尚的体育品格。论坛之余，两国师生还组织了联谊会，各自表演展现民族特色的节目，俄方师生还体验了京剧，以及捏糖人、剪纸、打中国结等中国传统民俗活动，进一步促进了两国文化交流，增进了友谊。

（三）开阔眼界，携手培养

本着"立足传统，对标国际，中医为本，中西并用"的培养原则，遵循"培养系统掌握中西医结合理论知识和扎实的中西医诊疗技能，具备俄语并能在中西医临床医疗、教学中加以使用的复合型、应用型高级医学专门人才"的目标，学校派遣中俄联办的专业学生及优秀学生代表赴俄罗斯阿穆尔国立医学院进行临床实习和实践教学，为学生提供跨国体验医学教育与医疗环境的机会，进一步提高学生的临床实践能力，增加学生的临床知识储备。

阿穆尔国立医学院开设有神经内科学、西医外科学、生理学等课程，并根据学生特点，开设了俄语强化课、俄罗斯文化及历史课，以使中国学生在学习专业知识的同时，了解俄罗斯的风土人情与文化内涵。俄方教授带领学生进入阿穆尔州立医院和布拉戈维申斯克市医院手术室进行观摩，开阔学生视野，在实践中增强技能。这种跨文化交流进一步加强了学生的民族自豪感，坚定了学生学习中医药的信心。

二、推广"龙江中医讲坛""龙江中医文化讲坛"等文化品牌

自《中医药法》实施后，国家对于中医药的发展更加关注，中医药学科建设也得到了前所未有的重视。

学校在全国中医药教学过程中地位显著，现已响应国家"一带一路"倡议，参与丝绸之路经济带建设，并在发展中坚持文化传播新功能，致力于发掘中医药文化和龙江地区中医药历史，以中医药文化为载体，讲好中医故事，传播中医声音，构建了具有黑龙江省特色、符合黑龙江省实际的中医药文化传播与推广体系，实现理论研究、精品创作、文化传承和知识传播"四位一体"共同发展，发挥学校在黑龙江省中医药文化建设中的辐射和带头作用，促进龙江地区公共卫生服务体系构建，推动全省中医药文化学术交流与文化普及。

学校相关部门为做好中医药文化学术交流制定了中长期规划和具体工作目标，将中医药文化研究、教育、传播形成合力，凝练中医药文化学术交流特色，突出实用性和实效性，打造一系列中医药文化学术与传播品牌，其中"龙江中医讲坛""龙江中医文化讲坛""中俄生物医药论坛"等受到广泛认可。学校采用多种形式大力弘扬中医药"大医精诚"的精神，积极推动中医药文化"走出去"，助力中医药文化传播。

学校始终把学术文化品牌建设作为学校文化育人最重要的部分，并贯穿于立校办学、育人育才全过程。

（一）开展理论交流，助力专业发展

"龙江中医讲坛"现已举办60余期，讲坛邀请国内外医药行业各方面

的专家、教授，内容涵盖中药学、中药复方、循证研究、中医康复等多个方面。讲坛聚焦中医药现代化，或针对学术热点进行探讨，受到全校师生的关注与喜爱。

讲坛的举办助推了学校学术生态和育人平台建设，经过多年探索，讲坛确立了"立足校园""引进辐射""助力发展"的模式。"立足校园"，即严格把握讲坛内容，选取学生关心的热点，结合学校实际与学科特点确定主题，以提高师生的兴趣，开阔学生眼界，助力学生发展，使学生接触国内外最新研究成果，了解行业热点，营造"处处学习、时时学习、人人学习"的良好氛围，构建良好的学风与科研风气。"引进辐射"，是邀请海内外医药领域的专家、学者，来校进行讲座，为学术文化注入活力，使"龙江中医讲坛"成为中医药学术交流品牌，并逐步辐射周边省市，成为龙江地区知名讲坛，并形成一定的影响力，使更多的专家、学者前来交流。"助力发展"，是鼓励专家、学者分享自己的最新研究成果，并与师生进行互动、讨论，激发学生的科研灵感，提高科研兴趣，助推学术发展。

（二）发掘地区特色，传承学术精华

中医药在临床实践中注重因时、因地、因人制宜，故在不同地区中医药文化都具有鲜明的地域特点。将地域特点与校园文化品牌建设结合起来，也是校园文化品牌培育的重要方向。不同地域在地理环境、人文环境、社会环境的方面均有所不同，地域文化是自然要素与人文要素的有机融合，故而打造与地域特色相关的文化品牌有利于学生了解地域的文化特点，加深学生对学校和所在地域的感情。学校将"龙江医派"作为地域品牌进行打造，现在"龙江医派"已经成为黑龙江省非物质文化遗产项目。

"龙江医派"立根于龙江地区，经过数代人的努力，秉承天人合一、因时因地制宜、病证结合等思想，通过一代又一代医家的临床实践，归纳黑龙江省的寒地气候特点，探索研究黑龙江省民众的生活方式、饮食习惯特点与地区高发病的关系，总结出外因寒燥、内伤痰热、气血不畅的龙江地区常见病的病因病机特点，从而制定相应的治疗原则及具有寒地特色的中医预防调护方法，形成了鲜明的地区特色。

"龙江医派"自建立以来，通过授课讲座、临床示范带教、中医典籍研读、临证思辨探讨等方式传承发扬前辈学术思想，培养优秀中医人才，挖掘学校历史，探寻人文积淀，助力大学文化育人建设之路，对龙江地区乃至全国中医药事业发展产生了积极影响。

（三）提升社会服务，传播中医药文化

近年来，学校积极探索文化育人与社会实践相结合的新型育人模式。新型育人模式一方面可以动员师生广泛参与文化宣传，建设教育基地，更好地为教学服务，助力学生全面成长、成才；另一方面文化建设可以惠及更多人民群众，为社会服务。

学校积极构建中医药文化传播平台，依托"龙江中医文化讲坛""中医药博物馆"等，弘扬中医药文化，普及中医药科学知识，助推中医药文化在龙江地区的传播。学校邀请省内外专家在"龙江中医文化讲坛"进行主题讲座，内容涉及中医传统文化、中医养生、预防调护等。"龙江中医文化讲坛"的创办为高水平的中医药文化学术研究提供了平台，为龙江地区的中医药文化发展提供了支撑。此外内容丰富的学术交流活动，促进了全省中医药水平和服务能力的提升，并促进了龙江地区中医药文化的普及，满足了龙江地区百姓对保健预防的需求。

中医药博物馆2018年获批成为黑龙江省唯一以"弘扬中医药文化，普及中医药科学知识"为目标的博物馆，也是学校育人的重要组成部分，是第二课堂教学实践基地。博物馆自开馆以来，始终秉承社会化、群众化、经常化的工作原则，既为医学生提供中医药文化实践场地，也对外开放，是黑龙江省社会科学普及基地、全国中医药文化宣传教育基地。博物馆中有模拟药房、中药炮制、养生功法、食疗药膳、中华文化等体验项目，使参观者能够近距离感受传承千年的中医药文化的神奇之处。博物馆定期开展全国科普日、省科普月、博物馆日等中医药文化进校园特色活动，在普及中医药文化和中医药文化的国际传播方面发挥了积极作用。

疫情期间，学校积极构建网络传播途径，将文化品牌推广到线上，利用网络直播、微信公众号宣传、云游博物馆、视频制作等方式，使群众参与更方便，促进了中医药文化品牌的推广。

在文化育人方面，学校始终坚持以人为本，打造"龙江中医讲坛""龙江中医文化讲坛"等文化品牌，为学生提供学术交流和实践的平台。同时注重高校所肩负的社会责任，将文化品牌推向社会，让全社会感受到中医药文化的魅力。

第三节　中医药文化育人环境

2014年10月15日，习近平在北京主持召开文艺工作座谈会并发表重要讲话，指出中华优秀传统文化是中华民族的精神命脉，是涵养社会主义核心价值观的重要源泉，也是我们在世界文化激荡中站稳脚跟的坚实根基。中医药是中华民族在数千年生产生活实践和与疾病斗争中逐步形成并不断丰富发展的医学体系，为中华民族的繁衍昌盛做出了重要贡献，对世界文明进步也产生了积极影响。中医药文化是中华民族优秀传统文化的重要组成部分，是中医药学的思想基础和内在精神，是高等中医药院校继承创新发展的动力。黑龙江中医药大学充分挖掘中医药文化这一得天独厚的教育资源和文化特色，坚持立德树人的根本任务，不断完善中医药文化硬件和软件设施，依靠学科专业特色，结合校风、教风、学风，搭建载体平台，不断建设贴近实际、行之有效、感染力强的优秀校园文化。

一、中医药文化硬件设施完备

（一）整体情况

黑龙江中医药大学校园环境优美、历史积淀深厚，始建于1954年，经过60多年的建设与发展，现在学校已成为具有较高教学、科研、医疗水平，在国内外有一定影响的高等中医药院校，现为黑龙江省重点建设的高水平大学。学校2004年获得教育部全国首批本科教学工作水平评估优秀，2007年成为全国首家通过教育部本科中医学专业认证单位，2008年被确定为国家中医临床研究基地建设单位，2014年晋升为全国文明单位，2015年荣获全国50所毕业生就业典型经验高校称号，2016年获批成为全国中医药文化宣传教育基地，2017年获批黑龙江省"双一流"建设高校，2021年黑龙江省政府和国家中医药管理局联合发文，携手共建黑龙江中医药大学。学校具有接收外国留学生和港澳台学生学历教育资格，是教育部首批批准招收来华留学生的院校之一，现已同30多个国家和地区的40多所医学院校或研究机构开展了教育、医疗、科技合作与交流。学校有长期国际合作项目140项，接收国外来访学者500多人，培养留学生及港澳台学生5000多人。学校与英国伦敦南岸大学、哈尔滨师范大学联合创办的世界首家中医孔子学院连续5年被教育部、国家汉办评为"先进孔子学院"，并成为全球首批"示范孔子学院"。

（二）环境建设

学校努力营造浓厚的中医药文化氛围，在校园中建设独具特色的中医药文化园，其中有21尊古代著名中医药学家雕像伫立两旁的"大医之路"，用大理石铺设并雕刻有《伤寒论》113首方剂的"经方小道"，中医药文化墙、文化石，中医药博物馆，汉语国际推广中医药文化研修与体验基地等标志性文化场馆，通过"有形"的环境建设让广大师生时刻感受到中医药文化的博大精深和无穷魅力，也为外界树立了良好的校园文化形象。

（三）场馆建设

1. 中医药博物馆

中医药博物馆总面积5013m^2，由中国医学史展厅、龙江医学史展厅、校史展厅、中药标本展厅、中医药文化体验厅五部分组成。博物馆配备有图书音像资料、互动体验系统、科普课程等，是开展中医药科普教育的重要场所。现有藏品7000件/套，2022年被确定为第一批全国科普教育基地。

2. 图书馆

学校图书馆有2.1万多平方米，有阅览座位3000余个（包括电子阅览座位400个，选座系统可选座位1184个），"藏阅习"一体化阅览室10个，大型研修室两个，平台研修区4个，电子阅览室1个。除寒暑假外，年入馆约45万人次，日均到馆量1600人次。为了传承中医药文化，推动校园文化建设，图书馆根据馆藏特点及学生需要开设了"岐黄特藏文库""杏苑墨香书吧""经典诵读空间""杏林博雅书斋"和"读书漂流驿站"等五个特色空间。除法定假日外，每周开放92.5小时。馆藏纸质资源共71.4万册，其中图书65万余册（金盘管理系统62万，负二层密集库预估3万），过刊3.4万册（期刊回溯入库），古籍1.5万册（有目录未入库），硕博学位论文1.5万册（其中档案馆保存1982～2017年共1万册；图书馆保存2010～2017年共0.5万册）。图书馆有各类数字资源20余种，电子图书近40万册。2015年电子资源访问量为2874万次，2016年为3691万次，2017年至6月底访问量为1800万次。图书馆检索中心是国家中医药管理局首批八家科技项目查新定点单位，是黑龙江省中医药领域唯一的国家级科技查新定点单位。图书馆加强外文文献管理，为校本部和两个附属医院科研人员开通迈特思创个人账号近300个，医知网账号100余个，完成外文文献传递2.1万余篇。与学校的中药化学、生药学、药剂学、中医妇科、中医医史文献等学科带头人签订了《学科服务项目书》，为其提供一对一的个性化服务。2022年5月图书馆与东北林业大学合作，共同开展SCI代查代检工作，为广大师生提升科研水平提供了有力保障。

3. 体育场馆

体育场馆面积13000m²（综合体育场地6块，约4000m²；篮球场4块，约3800m²；乒乓球台28个，约1000m²；羽毛球场12块，约2000m²；网球场3块，约2000m²；舞蹈房1个，约200m²），各场馆配套设施较完善。学校充分利用社会资源，与黑龙江省体育场签署了体育教学合作协议，共享教学资源，满足了学校公共体育课教学和阳光体育活动开展的需要。

4. 大学生活动中心

学校拥有独立的大学生活动中心，现有学生活动室19间，总面积2387.15m²，功能涵盖了大、中、小型会议室，配有舞蹈排练室、科技创新展示室、书画中心、乐器排练室等。学校还设有大学生创新创业园，有活动室16间，总面积1000m²，功能涵盖了创业实践、创业项目管理、创业资金管理、创业孵化器和创业培训。学校建有大学生临床实训中心，共有实训室27间，总面积1300多平方米，并有两间大学生创新实验室，供学生临床技能训练及考核。学校将大学生思想政治教育、心理健康教育、就业创业等经费单列，确保专款专用，有效保证大学生指导和服务工作顺利开展。

二、中医药文化软件建设丰富

（一）凝练和弘扬大学精神

学校牢固确立"以人为本、德育首位、全方位育人"的办学理念，不断凝练和丰富大学精神的内涵，并通过有形的视觉识别系统促进大学精神、大学文化的"落地"。学校启动视觉形象识别系统，制作《黑龙江中医药大学视觉形象识别系统手册》，出台《黑龙江中医药大学视觉形象识别系统管理办法（试行）》，围绕学校标志、标准色、标准字体，对校徽、校训、校歌、校旗等各种形象文化元素加强管理，并利用多种形式和载体进行积极推广，对内增强员工的归属感、认同感和凝聚力，提高规范化、现代化管理水平，对外树立统一、完整、良好的公众形象，进一步提高学校的知名度和美誉度。学校还积极参加黑龙江省委教育工委组织的高校校歌大赛，校训、校歌、校徽、校旗展览和特色展览巡回参观活动，并取得了较好成绩。

（二）科学规划校园文化建设

学校校园文化建设围绕具有中国特色、中医特点、行业特征并体现时代精神的中医药文化价值体系进行深入研讨和交流，总结研究中华民族对生命、健康和疾病的认识与理解，从精神、行为、物质等层面提炼中医药文化价值和精神实质，并使之融入学校教学、科研、医疗、管理等各项工作中。例如，在课堂教学和临床实践教学中，将"天人合一"的生命观，"阴阳平和"的健康观，"调和致中"的治疗观，以及仁者爱人、以人为本的人文精神、辩证统一的科学精神、注重实践的探索精神，与时代精神相结合，与专业思想教育相结合，与职业道德教育相结合，不断调整知识结构和改革教育教学方法，形成独具特色的教育体系。学校领导、国医大师，以及各领域的知名专家学者纷纷走进学生中，面向本科生、硕士研究生、博士研究生等不同层次的学生群体，阐释中医药传统文化的核心理念，结合中医药学科与民族传统文化的血脉联系，激发大家对于学习传统文化的热情和传承弘扬国学精粹的责任感。

（三）精心打造特色文化品牌

学校在"大医之路""经方小道""药用植物园"等特色校园环境建设基础上，不断加大在基础设施和校园环境建设上的投入，努力改善办学条件，以及教学、科研条件，为师生营造优美和谐的学习、工作、生活环境。学校获国家汉办批准建设的"汉语国际推广中医药文化研修与体验基地"，是目前全国21个汉语国际推广基地中唯一一个以中医药研修与体验为特色的基地。学校中医药博物馆和佳木斯学院中医养生保健实验室被命名为"黑龙江省科普教育基地"。学校注重挖掘祖国传统医药文化和龙江中医药历史积淀，精心打造"龙江医派"特色文化品牌。学校积极组织和整理黑龙江地区近现代著名医家的珍贵历史资料、文献和配方，编纂《龙江医派系列丛书》；承办两届黑龙江省"龙江医派"学术文化节，通过开展全国中医药学术流派研讨会，中医药文化知识科普巡讲，中医药进农村、进社区、进家庭义诊，全省中医药知识技能大赛等活动，在全省范围宣传普及具有龙江特色的中医药文化。"龙江医派"入选国家中医药管理局首批全国中医学术流派传承工作室，是北方地区唯一入选的地域性中医学术流派。校园文化建设成果——《打造"龙江医派"文化品牌，承担文化传承创新使命》获第七届全国高校校园文化建设优秀成果三等奖、黑龙江省高校校园文化建设优秀成果二等奖。

（四）夯实校园文化舆论阵地

学校先后出台《关于加强宣传工作管理的暂行规定》《加强校园网信息工作建设和管理办法》《校报采编出版工作规范》《新闻中心网络新闻采编发布工作规范》《宣传廊使用管理规定》等规范校园舆论阵地建设的管理办法，不断加强对校内新闻宣传阵地的管理。同时，根据形势变化，与时俱进，加强校内新闻资源整合，注重整体策划，充分发挥校园网、校报、校园广播和宣传廊等校内主要宣传载体的阵地作用和各自的特色与优势，努力实现宣传效果最大化，唱响主旋律，传递正能量。

（五）加强科学道德和优良校风建设

学校注重科学素养与人文精神融合，为加强科学道德和优良校风建设，发挥中医药传统文化对人才培养的熏陶渗透作用，积极寻找传统文化与现代人才培养模式的结合点，逐步形成了以中医药专业知识、技能传授为主体，以中医药传统文化为根基，科学素养与人文精神相互融合、相互支撑，具有学校自身特色和优势的教风、学风和人才培养模式。学校及附属第一医院、佳木斯学院多次被评为省级文明标兵单位，附属第二医院晋升为省级文明单位。学校分别针对教师、管理干部、科研人员、医务人员、工勤人员等制定相关职业道德规范，并与学校文明单位考评、群众路线教育实践活动等工作紧密结合，加强督导检查，促进学校教风学风、师德医德和工作作风建设不断加强，统筹推进网络建设、网络监管、网络评论员队伍建设，引导支持学术大师、教学名师、优秀导师参与网络文化建设。健全网络评价机制，探索将优秀网络文化成果纳入学校科研成果统计、职务（职称）评聘和评奖评优条件，开展网络文明教育，提高网络传播效能。

第四节 中医药文化育人实践活动

一、弘扬抗疫精神立大志

黑龙江中医药大学共有4所附属医院，面对新型冠状病毒肺炎疫情，学校根据疫情防控工作的需要，选派医护人员前往定点医疗机构，用中医方法救治新冠肺炎患者；到隔离宾馆支援防疫工作，支援哈尔滨市各社区、周边中高风险地区核酸检测，加紧筹备启动省集中救治后备定点医院工作，哪里需要去哪里，义无反顾勇敢逆行，抗击疫情，守护龙江。4所附属医院前后派出千余名医护人员投身抗疫一线，以精湛的医术、高尚的医德和无私奉献的精神，彰显了中医药防治疫病的独特优势，弘扬了"大医精诚""仁心仁术"的中医药精神，为护卫龙江百姓生命健康贡献出中医药力量。

学校积极开展抗疫模范典型事迹交流活动，宣传学校教师积极投身疫情救治工作、勇于奉献的典型事迹，将抗击疫情中的爱国主义精神贯穿于教育教学全过程，教育师生向模范典型学习，勇于投身于疫情防控、科研攻关、新药研发和教育教学等工作中。

（一）梁群：杏林勇士春风化雨

黑龙江中医药大学护理学院院长、附属第一医院急诊、重症医学科主任梁群教授，作为国家新冠肺炎疫情防控督查组专家、国家中医应急医疗队队长、省中医传染病防治和感染防控医疗质量控制中心主任、省新冠肺炎中医医疗救治专家指导组组长、省中医药全面参与新冠肺炎防治专家组特聘专家，多次进驻多家新冠定点医院，督导各地规范开展诊疗工作，充分发挥中医药独特优势，强化一线工作者采用中西医结合救治新冠重症患者的理念，指导中医药治疗新冠肺炎，累计救治患者千余人，中医药治疗覆盖率达到100%，为新冠肺炎的中医药防治作出了突出贡献。

2021年1月18日，梁群教授再次临危受命，进驻黑龙江省传染病防治院。她依据国家关于新冠肺炎患者救治原则，坚持中西医协同治疗，为患者及时制定最佳诊治方案，收到了良好的效果，并受到中央指导组专家、国家中医医疗救治专家组副组长刘清泉的高度肯定，获得患者及西医同行们的一致认可。梁群教授不仅为患者治疗，还积极为共同战斗在一线同仁建立免疫防线，把中医大一院专家研制的"扶正清瘟合剂"赠送给免疫力较低的同事，增强其抗病能力。在省内定点医院"进舱"的同时，梁群教授以线上形式与国内和国际医学同道进行交流与探讨，指导多地使用中医药抗击新冠疫情，为全国乃至全世界的抗疫作出了贡献。她的抗疫事迹被学习强国、《人民日报》、《光明日报》等34家权威媒体广泛报道。

近年来，梁群教授被遴选为第七批全国老中医药专家学术经验继承工作指导老师，被评为黑龙江省第十三届劳动模范，省抗击新冠肺炎疫情先进个人，龙江工匠，省三八红旗手，为黑龙江省卫生健康系统有突出贡献的中青年专家、省道德模范；并被授予黑龙江省"健康龙江"杯"群众满意的公卫卫士"、黑龙江省第四届"最美医生"荣誉称号等。

梁群教授积极适应新形势下教育工作要求，把自身愿望和抱负倾注在她热爱的医学教育事业上，致力学科建设，倡导名师带徒，先后培养博士后、博士、硕士研究生60余人。她悉心指导，积极引领，带领学科成为全国最早的经教育部批准的中西医结合重症医学博士点。

（二）张福利：中医防治融会贯通

2020年1月21日，基础医学院温病学教研室主任张福利教授被黑龙江省中医药管理局任命为省新冠肺炎医疗救治中医药专家组副组长。他针对武汉及其他地区的疫情进行研究，解读国家中医药管理局颁布的各版新冠肺炎中医药防治方案，协助修订黑龙江省新冠肺炎中医药防治方案，并根据黑龙江省气候环境、生活习俗、人群体质等特点，发挥"温病重舌"诊法优势，研究新冠肺炎的中医药防治工作。

张福利教授勇担重任，注重伤寒学派与温病学派的相互贯通，提升中医辨证思维能力。

（三）隋博文：心怀师表不负韶华

2020年5月28日，黑龙江中医药大学第一临床医学院硕士研究生导师、附属第一医院呼吸科副主任隋博文，黑龙江中医药大学第一临床医学院硕士研究生导师、附属第一医院肝脾胃科副主任王海强接到黑龙江省卫健委通知，前往牡丹江医学院附属红旗医院，协助指导开展中医药救治工作。

为了更好地了解患者情况，刚开始的一周，隋博文每天与患者视频连线沟通病情，并身穿三级防护服走进隔离病区查房。他亲自查看患者的脉象、舌象，关注用药情况，并随时调整治疗方案。面对患者们表现出的恐惧、焦躁、愤懑及疑惑等情绪，隋博文在采用中药疏肝解郁、清心安神治疗的同时，疏导他们的不良情绪，用一颗真心鼓励、关爱每一位患者。

2021年10月，黑龙江省黑河地区出现新冠肺炎本土病例，隋博文作为省内中医疫病救治专家组成员赶赴疫情前线，指导开展中医药协同治疗。根据疫情特点，专家组总结出"瘀毒蕴结、正气亏虚"为核心病机，采用"清热解毒、化瘀通络、益气养阴扶正"的治则，实行"专人专方、一人一策"诊治，取得了良好的疗效。为此，黑河市委、市政府向隋博文颁发了"黑河抗疫攻坚战荣誉证书"，表彰他顽强拼搏、日夜奋战，为守护黑河人民健康作出的贡献。

隋博文还荣获"2020年度全省师德先进个人""最美逆行者"等荣誉称号。

二、守护烈士遗首触灵魂

位于哈尔滨香坊区体育街1号的哈尔滨烈士陵园是国家级爱国主义教育基地，红色旅游经典景区。哈尔滨烈士陵园始建于1948年10月1日，园内安葬、安放着汪雅臣等244位革命烈士。汪雅臣将军墓占地面积

$225m^2$，由汉白玉石栏围成。墓呈方形，高3.5m，长宽各5m，尖顶，砖石结构，汉白玉贴面。墓前立有一汉白玉石碑，碑身80cm×160cm，碑座55cm×55cm×110cm。碑正面刻"汪雅臣将军之墓"，碑后刻其生平业绩。墓后有墓室，将军遗首安放其中。据介绍，东北抗日联军第十军军长汪雅臣将军遗首被列为国家一级文物，是全国仅存的一颗烈士遗首，已经在哈尔滨烈士陵园敬放了66个春秋。

烈士遗首保护完好，得益于这样的一支队伍。他们是黑龙江中医药大学基础医学院解剖教研室已故主任徐日晔教授（第三任主任）、李亚东教授（第四任主任），现任主任姜国华教授（第五任主任）、副主任刘洋以及他们的同事们。他们义务进行烈士遗首定期保护工作，一干就是35年。

35年前，徐日晔教授和同事得知陈翰章和汪雅臣两颗烈士遗首（2013年6月13日，陈翰章将军身首合葬在吉林延边敦化市陈翰章烈士陵园）遇到了长年存放带来的种种医学难题，便自费购买原料、器械，并为两颗遗首精心调配保存液，根据气温的变化对药水进行更换。李亚东教授在翻阅了大量专业文献的同时，前往北京毛主席纪念堂调研、学习遗体保存技术，对保存药液的比例反复调配，进行了上百次医学实验，使遗首在冬季也不会被冻伤。

2021年7月6日，黑龙江中医药大学基础医学院西医一支部与结对共建支部——2019级硕士第一党支部在哈尔滨烈士陵园举行"缅怀抗联英烈事迹、携手共护先烈灵容"主题党日活动。师生认真查看了烈士遗首灵容，根据遗首保护现状调制、更换了防腐药液，定期保护汪雅臣将军遗首。

《人民日报》《科技日报》及光明网等20余家国家级、省级主流媒体对学校崇尚英雄、守护烈士遗首的事迹进行了报道。中国教育电视台对此事也进行了专题报道。黑龙江中医药大学师生用了35年守护传承，他们是用实际行动践行中国共产党人的初心使命，用专业知识保存好这一爱国主义、英雄主义的生动教材。他们在义务奉献中发挥学科专业优势，在服务社会中办实事，开新局，在实践育人中推动中医药事业守正创新，贡献中医药人的智慧与力量。

三、志愿服务活动树榜样

黑龙江中医药大学突出中医药学科特色，立足中医药特色优势，不断扩展志愿服务对象、形式、内容，最大限度地满足社会、群众需求，促进医疗志愿服务和中医药科普文化宣传进乡村、进社区，为社会输送更多的高素质中医药人才。

学校秉承"学以致用，知行合一"的理念，以"三下乡、四进社区"为主线，积极开展具有国医特色的社会实践活动，传承与弘扬中医药文化。学校不断创新社会实践活动模式，从参观、学习、考察，到送医、送药、送书，从学习式活动转向服务式活动，再转向创新式活动，充分发挥专业优势，送医到乡村、送医到社区、送医到病患、送医到人心。每年暑期，学校都会组织大学生"三下乡"社会实践团队，奔赴祖国各地开展形式多样、主题鲜明的社会实践活动。同学们紧密结合中医药专业特色，广泛开展义诊和针灸推拿服务，普及中医药知识。开展农村医疗卫生调研，关爱留守老人、儿童等志愿服务活动，服务边远地区、贫困地区和少数民族地区群众两万多人次，并通过发放健康知识手册、设立健康咨询信箱等建立了与各地群众长期有效的联系。学校十分注重实践团队的人员构成，提倡本科生、硕士生、博士生自由组队，并鼓励附属医院资深专家随队出诊，提升了社会服务质量。1988年学校组建研究生志愿服务团，三十多年来坚持利用周末时间和寒暑假，走进基层、深入乡村，奔赴省内各地以及邻省贫困地区，开展义诊、医疗技术指导、常见疾病普查、乡村医生培训、中医知识讲座等公益活动，累计服务几十万人次，充分发挥了高层次中医药人才的优势。目前，学校志愿者的足迹已遍及兰西、海伦、泰来、甘南、拜泉等多个省内国家级和省级贫困县，受到人民群众的普遍欢迎和社会各界的广泛好评。

（一）充分利用黑龙江省志愿服务管理系统，实现志愿服务规范化管理

自2011年3月黑龙江省志愿服务管理系统运行以来，黑龙江中医药大学积极响应省文明办号召，及时召开志愿服务专项工作会议，动员广大师生注册志愿者账号，完善账户信息，并制定相关制度提供保障，实行规范化管理。学校结合实际出台了《黑龙江中医药大学志愿服务管理手册》，内容包括志愿者注册流程、志愿服务管理条例、二级志愿服务站管理办法等。同时利用该系统对志愿服务团队和个人服务时长实行标准化管理。

在籍志愿者通过网上报名和短信报名的方式参与学校的志愿服务活动。志愿服务管理系统，创新了志愿服务活动的机制，扩大了志愿服务活动的辐射面，促进了志愿服务常态化发展。

（二）与社会实践相结合，注重日常化志愿服务

学校结合中医药专业特色，利用学生寒暑假社会实践的机会，增加中医药志愿服务内容，内容涵盖医疗环境调研、医疗常识推广、义诊等，志愿者们奔赴全国各地为当地群众送医送药，社会影响不断提高，《黑龙江日报》、哈尔滨电视台等媒体多次进行报道。

学校师生、医护人员深入街道、乡村、企业、大中小学校开展义诊、健康科普、志愿服务百余次，在线开展云义诊、云咨询、云课堂，受益群众超过10万人次。

学校还结合社会热点，引导学生关注弱势群体，奉献爱心，提升学生的责任感与使命感，促进基层社会实践活动日常化。志愿者们定期走进社区、敬老院为老人们进行义诊和按摩，带领农民工子弟小学的孩子们开展"中医药传统文化"主题志愿服务活动，使他们能够近距离感受中医药传统文化的独特魅力。组织学生志愿者利用周末和课余时间到医院进行导诊，深入社区、乡村、农民工小学开展基层社会服务。组织学生利用见习、实习机会开展义诊、养生保健知识宣传等社会实践活动。除暑期"三下乡"社会实践活动外，学校从2010年起组织了寒假返乡社会实践小分队，引导学生利用寒假返乡机会为自己的家乡提供志愿服务。

学校通过日常化的社会实践和志愿服务活动，加深了学生对中医药文化内涵的理解，从而巩固了专业思想、坚定了理想信念。

（三）以"主题式教育"为支点，打造品牌志愿服务活动项目

学校利用"五四"青年节、"学雷锋日"、"一二九"运动纪念日等重要契机，普及志愿服务理念，开展志愿活动。志愿者们在校园里积极宣传志愿服务精神与理念，清理校园小广告，宣传"光盘行动"，从点滴小事做起，做到服务同学、服务校园；走出校园，志愿者们活跃在包括中国哈尔滨国际贸易洽谈会、残疾儿童运动会、图书交易博览会、新材料博览会等在内的各类大型赛事现场，做到服务人民、服务社会。

2017年，学校组织优秀学生代表分别赴哈尔滨市第一中学、第四中学及松雷中学开展"中国国医节"纪念宣传活动；民盟黑龙江中医药大学委员会选派10名盟员医疗专家赴宾县养老福利院开展义诊和捐赠活动；学校开展"杏林学子进社区，义诊行动惠民生"主题社会实践活动，组织近百名师生走进哈尔滨市香坊区科技社区进行义诊；附属医院数名党外医疗专家，先后赴牡丹江宁安市人民医院、海林市人民医院、穆棱市人民医院开展义诊活动；附属医院还赴香坊区成高子镇中心卫生院开展健康扶贫对口帮扶义诊活动。

2018年，学校组建招生宣传组赴哈尔滨第十三中学开展"中医药文化进校园"招生宣传活动，向中学师生宣传普及中医药知识；开展"中医护理服务百姓健康助力"科普义诊系列活动；组织医院医护人员17人赴黑龙江省证券监督管理局开展义诊活动；开展师生"三下乡"暑期社会实践活动，165支志愿服务队奔赴全国各地，开展具有中医药特色的社会实践活动，展现了中医药青年的独特风采。

2019年，359支志愿服务队奔赴全国各地开展师生"三下乡"暑期社会实践活动；举办"中医药文化初体验"主题研学活动，共有50名不同年龄段的孩子参加了"中小学生主题研学活动"。

2020年，学校多次走进新时代文明单位共建点——哈尔滨市道外区团结镇东风村开展"我为群众办实事"义诊活动；组织专家参加"第十九届归国医学专家义诊"活动；民进黑龙江中医药大学支部开展口腔健康走进校园义诊活动；附属医院开展"弘扬抗疫精神，护佑人民健康"主题义诊活动；开展"互联网＋中医药"云端大型义诊活动。

2021年，学校先后派出数千名医护人员组成的团队，支援哈尔滨市30余个社区的核酸采集工作。同时派出医疗队驰援绥化、北安、逊克建设符合生物安全二级标准的移动方舱实验室，协助当地开展新冠肺炎病毒核酸检测工作；附属医院积极开展健康宣教义诊活动，走进妇联幼儿园、星光中学，为400余名师生进行免费视力筛查；学校赴哈尔滨市利民开发区社区、哈西养老机构举行义诊活动；继续开展"三下乡"社会实践活动，235支志愿服务队、2200余名师生奔赴全国各地；医院持续推进"夜诊"服务，开展刮痧、火罐、耳穴按压等中医适宜技术服务，受到广大患者的热烈欢迎。

四、学术文化研究增自信

黑龙江中医药大学注重中医药文化学科建设，主编全国高等中医药院校"十三五"创新教材《中医文化学导论》，参编全国高等中医药院校"十三五"规划教材《中医药文化学》（副主编），编著《高等中医药院校质量文化追求与培育》，主持或参与教育部人文社会科学规划项目、教育部思想政治工作精品项目等省部级课题20余项，获得国家级教学成果奖两项、省级奖励30余项。

学校成立中医药文化研究与传播中心，每年投入专项建设经费，建设黑龙江省中医药文化学术交流基地，举办中医药文化讲坛，联合省社科开展中医药文化项目研究29项；在全省10个区、镇开展黑龙江中医药健康文化素养调查；国家中医药管理局项目《全国中医药文化宣传教育基地分类原则与遴选标准研究》课题获批立项；国家社会科学基金一般项目《构建人类卫生健康共同体研究》课题获批立项；获批教育部思想政治工作精品项目《"四纵三横一中心"中医药文化育人实践研究》、教育部人文社会科学基金项目《中医药文化国际传播规律与战略研究》。

中医药文化育人课题组主要负责人李和伟教授，黑龙江中医药大学党委常委、宣传部部长，兼任中医药文化研究与传播中心副主任，学校重点学科——中医文化学学科带头人，带领课题组成员分别在《中国医药导报》《中华中医药杂志》《国际中医中药杂志》等杂志发表了《谈新形势下中国传统文化在高校中医教育中的重要作用》《浅析中医药文化对中医药院校学生人文素质的影响》等相关论文40篇，主编的《全国中医药文化宣传教育基地名录》由中国中医药出版社出版发行。

2013年，袁纲、李和伟、张荣兴、于钦明发表《在德育中融入中医药优秀传统文化的实践与思考》，认为中医药优秀传统文化蕴藏着丰富的人文知识底蕴，是德育的重要精神资源，对德育有强大的教化功能。黑龙江中医药大学充分发挥中医药优秀传统文化在高等中医药院校德育工作中的作用，将中医药优秀传统文化融入德育之中，创新德育方式和途径，拓展德育发展的空间。

2019年，李和伟、焦明媛、王启帆、付宇、王从悦、肖鹏在《浅析中医药文化对中医药院校学生人文素质的影响》中分析影响了中医药院校学生人文素质的因素，结合中医药文化博大精深、真实有效、仁爱贵生、和合致中的核心价值理论，提出设立中医药文化交流平台、丰富教师中医药文化修养和培养中医药院校学生职业道德等对策，以提高学生整体人文素质。

2020年，王启帆、李和伟《〈中医药法〉视角下高校创新型人才体系构建研究》一文，基于《中医药法》视角，分析创新型中医药人才的主要内涵，对高等中医药院校创新型中医药人才培养体系的构建进行思考，从理论教育、实践教育、教育保障等方面提出创新型人才培养的可行性路径，以期推动高等中医药院校创新创业教育改革。

2022年，袁纲主编的《中医药文化的当代价值研究》一书在对中医药文化当代价值理性认知的基础上，解释了中医药文化是古往今来众多从医者积累的关于人的健康与疾病的宝贵财富，是中华民族传统文化的重要组成部分；在培育和弘扬社会主义核心价值观、发展中国特色社会主义、实现中华民族伟大复兴中将发挥重要作用；启迪人们透过中医药文化价值，反思中医药文化在中华民族文化软实力构建中的现实意义，进一步揭示中医药文化的现代化与世界化将是"生而不有，为而不恃，长而不宰"的过程。

五、中医中药活动激活力

（一）大力推广中医药文化活动

学校积极打造校园文化品牌活动，参与"中医中药中国行"黑龙江省启动仪式及黑龙江省中医药健康文化知识比赛，举办国医大师段富津教授先进事迹宣讲会。学校依托黑龙江中医药博物馆、龙江医派特色文化，打造"龙江医派"特色文化品牌，开展"中医中药龙江校园行"等中医药文化推广活动，通过这些"无形"的文化传播手段，在不断丰富大学文化内涵的同时，进一步丰富了黑龙江省"黑土文化"的内涵。

学校积极贯彻落实国家中医药管理局和黑龙江省中医药管理局有关要求部署，积极组织开展中医药健康文化知识大赛、中医药健康文化精品遴选、中医药文化进校园、中医药文化科普巡讲等中医药健康文化宣传推广活动，同时积极推进中医药健康文化知识角、中医药健康养生文化体验场馆等中医药文化宣教阵地建设，开展中医药健康文化素养调查，切实将中医药健康文化推广工作引向深入、落到实处。

2017年，学校被评为"黑龙江省中小学研学实践教育基地"；举办"本草诗会"比赛；举办"我是大医生"针灸学知识竞赛；举办第二届"龙江医派杯"中医四小经典知识竞赛；学校组建招生宣传组，分别赴哈尔滨市第三中学（群力校区）、第122中学、省实验中学开展"中医药文化进校园"招生宣传活动，向中学师生宣传普及中医药知识和文化；举办第六届"龙江医派杯"四大经典知识竞赛暨马骥基金颁奖仪式；学校代表队在2017全国《黄帝内经》知识大赛东北赛区复赛中获大赛团队三等奖，成功晋级全国半决赛。

学校坚定文化自信，注重文化传承。2018年，学校开展"非物质文化遗产"宣传教育进校园活动；为来自13个国家近60名留学生举办中医知识讲座；与省女性学研究会联合举办"龙江讲坛"基层行暨"科普之冬"惠民行活动；举办黑龙江省中医药健康文化知识大赛；学校校友作品在中华中医药学会优秀中医药健康文化作品征集活动中获奖；举办"盛赞改革40年，传承经典颂中华"第四届校园文化大使选拔赛；在2018年全国中医药健康文化知识大赛中，我校学生荣获全国总决赛季军。

2019年，学校举办第十六届传统保健体育运动会；俄罗斯阿穆尔国立医学院第六次来学校开展临床实习和文化交流；举办第一期"汉语言及中医药文化体验与研修班暨孔子学院夏令营"活动；在首届全国中医经典传承大赛上，参赛选手和团队分别获得个人组、团体组奖各两项。

黑龙江中医药大学以传承和弘扬中医药文化为主线，以推进中医特色校园文化建设为载体，在全校范围内组织开展"文化根·国医魂·中国梦——礼敬中华优秀传统文化"系列教育活动，深入挖掘中医药文化内涵，大力弘扬中华优秀传统文化，营造优秀中医药文化的校园氛围。

（二）积极开展中华传统文化活动

1."国学文化"教育

学校积极开展中医、中药知识竞赛和以"国学文化"为主题的知识竞赛；组织医学生参观学校药用植物园、校史馆、高仲山纪念馆等，使其了解中医药文化知识，激发学习兴趣。各学院还积极开展社会主义核心价值观的培育和礼敬传统文化进寝室活动，精心设计了"富强、民主、文明、和谐、自由、平等、公正、法治、爱国、敬业、诚信、友善"社会主义核心价值观教育宣传板和"仁、义、礼、智、信"礼敬传统文化宣传板，百余个寝室的学生按照寝室的设计和意愿认领了符合寝室特点的社会主义核心价值观和传统文化宣传标语，形成了不同的寝室文化特点。同时教育学生以实际行动践行社会主义核心价值观，发扬传统文化，让社会主义核心价值观教育和传统文化教育深入每个学生的头脑和心中，增强学生的民族自尊心和自豪感，自觉践行社会主义核心价值观。

2."民族精神"教育

爱国主义是民族精神的核心，黑龙江中医药大学利用多方教育资源，以传统节日为契机，传承民族文化，发扬民族精神，让医学生实实在在地感受到民族精神和校园文化的感染力，体味真切的爱国主义情怀。例如，以团支部为单位开展"迎中秋，展习俗"系列主题团日活动，以竞赛、才艺表演、民俗介绍等方式丰富团日活动内容，以轻松休闲的方式引领学生学习中华民族传统节日及其历史渊源。以校庆60周年、教师节为契机，以中华传统习俗——对联为载体，在学生中广泛开展以"字字句句诉渊源文化，联联对对献甲子校庆"为主题的迎校庆感恩师对联创作大赛等。开展以"重温传统文化，弘扬中华精神"为主题的系列宣传活动，手工绘制中华文化宣传展板，弘扬中华文化的重要性。开展红色观影活动，弘扬爱国主义精神和伟大抗疫精神。

3."修身立德"教育

以"修身立德"为主线，开展"明校史，爱校园，感恩常伴"系列教育活动，增强医学生的思想道德意识，提升政治素养，帮助新生成长成熟，完成角色转变，传承中华传统美德。带领大一新生熟悉校园，走访"大医之路"、"经方小道"、药学院毕业生纪念长廊，使其感受中医药精神和校园文化的感染力，树立远大的职业理想。通过整理内务训练及评比，规范医学生的日常行为，提高医学生的文明素质。组织开展一封家书寄相思等感恩教育活动，倡导"孝"文化，引导医学生孝敬父母，加深感恩体验。在国庆节开展"我和国旗合个影"主题团日活动，学生们将自己与国旗的合影上传到自己的微博、微信朋友圈等，并写下对祖国的祝福，纷纷表示要努力学习中医药文化知识，以实际行动为国旗增辉添彩。

4."继承创新"教育

2014年，正值黑龙江中医药大学60周年校庆，学校组织开展"历史传承，铸就未来"系列活动，如在新教学楼与老图书馆两栋楼之间的墙面上手绘"国医情，中国梦，喜迎建校60周年"书画作品，其中有60周年校庆的徽标，有美丽的荷花池，并配有清代名医叶天士《四季药名诗》的春、夏、秋、冬四季组图，将传统中医药文化与现代书画艺术进行完美结合。在学校膳食中心与学生宿舍之间，绘制了总长度近百米的以"六十载栉风沐雨杏林春满，数代人薪火相传弦歌不辍"为主题的"校庆文化墙"，上面是学生自己整理、设计、绘制的自1954年建校以来各历史阶段的介绍，深深表达了广大学生对母校的热爱与祝福之情。

学校还以开展社会主义核心价值观的培育与践行活动、传统文化教育公开课、人文讲坛、诵读经典、学院微信公众平台主题宣传教育等形式，践行社会主义核心价值观，发挥传统文化的育人优势，营造良好的校园文化氛围。

六、打造"龙江医派"提素养

近年来，"龙江医派"先后被列入《健康龙江2030规划》《黑龙江省"十三五"中医药发展规划》《黑龙江省中医药产业发展规划》。2020年10月，"打造'龙江医派'等龙江中医药文化品牌"作为黑龙江省中医药发展管理工作的六大亮点之一正式被写入地方中医药发展法规——《黑龙江省中医药条例》。这既是对"龙江医派"建设研究10年的肯定，也是对其在全省中医药事业发展中继续发挥重要作用寄予了厚望，更为未来发展提供了法制保障和更大的发展空间。

2010年，黑龙江中医药大学以纪念学校奠基人之一高仲山先生百年诞辰为契机，组织研究团队系统搜集、整理和研究黑龙江地区近现代中医药发展史料，着手编写《高仲山学术经验集》。随着史料的逐渐丰富和调研工作的不断深入，"龙江医派"近现代的发展历程慢慢展现。

黑龙江省地处北部边陲，偏寒多风，且冬季漫长，寒温季节转变速度快，罹患伤寒、温病者多见；百姓豪放好酒，肉类摄入较多，蔬菜水果食用偏少，且盐摄入量过高，导致代谢性疾病如糖尿病、痛风等多发，常见高血压、心脑血管疾病；由于户外运动不便，加之民众防病治病、养生保健意识相对薄弱，客观上也造成了疾病的复杂性；再者，民众风湿痹痛普遍，外伤骨折、关节脱位高发。

龙江医家在这些地域性高发疾病的诊治中积累了丰富的经验，总结出黑龙江省的常见疾病以外因寒燥、内伤痰热、气血不畅为病因病机特点，治疗以温润、清化、调畅气血为常用方法，对黑龙江地产药材，如刺五加、五味子、人参、关防风、赤芍、火麻仁、板蓝根、鹿茸等"龙药"的特殊性能体会深刻，临证时遣方用药独具特色；因寒地居民体质强壮、腠理致密，龙江医家善用峻猛力强的中药，而且剂量大，常常能在病情危重时起到力挽狂澜的作用，或是在治疗沉疴痼疾时收到意外的效果。另外，龙江医家还善用外治、奇方、秘术，外用膏药、针挑放血、拔罐火攻、头针丛刺、项针等方法，这也是"龙江医派"的临床特色之一。

为传承发扬"龙江医派"前辈学术精华，"龙江医派"研究团队致力于抢救、挖掘医家学术思想和临床资料，先后于科学出版社出版了《龙江医派创始人高仲山学术经验集》《黑龙江省名中医学术经验集锦》《龙江医派学术与文化》《寒地养生》《黑龙江省民间特色疗法选集》《国医大师张琪学术经验集》《国医楷模陈景河学术经验集》《王若铨内经讲稿》等，引起省内外中医爱好者的强烈反响。《龙江医派丛书》已被英国大英图书馆收录为馆藏图书。

《龙江医派丛书》反映了龙江中医药事业近百年来不畏艰苦、自强不息的发展历程以及取得的辉煌成果，其中宝贵的学术思想和经验对于现代中医临床和科研工作具有重要的实用价值和指导意义，同时也是黑土文化的重要组成部分。

2012年，国家中医药管理局遴选出首批64家全国中医学术流派传承工作室，"龙江医派"是当时北方地区唯一一家入选的地域性学术流派。2013年3月，黑龙江省龙江医派研究会依托黑龙江中医药大学成立，成为全国首家省级中医学术流派社团组织。

2016年10月，依托黑龙江中医药大学附属第一医院和国家中医临床研究基地、黑龙江省中医药数据中心建立的黑龙江省龙江医派研究中心正式成立。中心旨在通过临床病例，研究黑龙江地区常见病、多发病、疑难病的病因病机、证治规律，寒地养生的理论与实践体系等，现已出版《龙江医派现代中医临床思路与方法丛书》24册。

2017年，黑龙江中医药大学作为主任委员单位创立中国中医药研究促进会中医学术流派分会，2019年创立世界中医药学会联合会中医临床思维专业委员会。

随着对"龙江医派"名家事迹、学术思想、德业精神等多方面研究的逐步深入，"龙江医派"研究团队提炼总结出八大"龙医精神"，即勇于开拓的创业精神、勤奋务实的敬业精神、求真创新的博学精神、重育贤才的传承精神、执中致和的包容精神、仁爱诚信的厚德精神、铁肩护道的爱国精神、济世救人的大医精神。

近年来，"龙江医派"的相关研究与活动取得了丰硕成果。2012年8月，黑龙江中医药大学图书馆文化作品《弘扬龙江医派 传承岐黄文化》获全国中医药标志性文化作品三等奖。2012年12月，黑龙江中医药大学学生作品"盛世龙魂篆岐黄历久弥坚耀青囊——龙江医派名老中医简传"获天堰挑战杯第二届全国高等医学院校中医药创意设计竞赛二等奖。2013年12月，"打造龙江医派品牌、承担文化传承创新使命"获黑龙江省高校校园文化建设优秀成果二等奖，第七届全国高校校园文化建设优秀成果三等奖。2020年10月，"龙江医派文化研究"获黑龙江省社会科学优秀成果三等奖。

"龙江医派"各位专家和广大一线中医药工作者在新冠病毒肺炎疫情防控工作中也作出了重要贡献。依据龙江百姓"外因寒燥、内伤痰热、气血不畅"的常见体质和病因病机特点，"龙江医派"专家制定了《黑龙江省龙江医派研究会新冠肺炎中医药防治专家共识（试行）》，拟定了"新型冠状病毒龙江医派预防方"。广大龙江中医药工作者发挥专业优势，在中医药临床救治、中医药疫情防控学术研究，以及科学普及宣传中医药抗疫知识等方面做了大量工作。

七、建设多样基地助成才

黑龙江中医药大学自1954年成立以来，共为国家输送了7万余名高级中医药及相关专业人才，为中医药事业发展和黑龙江经济社会发展作出了积极贡献。学校以中医药传统文化为根基，加强平台建设，打造精品文化工程和特色文化品牌，持续加强中医药文化宣教基地建设。

（一）内涵建设

学校作为中医药专门人才的培养者、中医药学术发展的创新者、中医药文化的传播者、中医药社会服务的提供者，积极发挥自身优势，彰显中医药特色，通过提升创新能力，加强育人环境建设，拓展文化传播平台，加强文化交流合作，将中医药"以人为本、医乃仁术、大医精诚"的核心价值观念，融入校园学术文化、行为文化、制度文化和环境文化建设中，营造科学与人文相互交融的校园文化氛围。学校以创建文明校园为载体，提升文化育人实效。每3年开展文明单位创建工作评选表彰，以创建全国文明校园为目标，积极开展校园群众性文明建设活动，现已形成鲜明的育人特色，2014~2020年学校连续3次获评"全国文明单位"。

为了给师生创造良好的校园文化氛围，使学生能够在潜移默化中更好地学习和掌握中医药特有的思维方式及相关知识，学校有意识地将中医药文化渗透于校园环境的规划和建设之中，设置人文景观和自然景观。学校建成黑龙江省唯一的中医药博物馆，成为黑龙江省科普基地。博物馆对外开放，使校内外人员亲身感受中医药文化的博大精深，自觉弘扬中医药这一伟大宝库。学校制定了《黑龙江中医药大学校园环境文化建设方案》，并完善了《黑龙江中医药大学宣传廊（栏）管理规定》，在校园内新建宣传廊；对学校主要街道两侧灯杆进行装饰，设计安装内容涵盖习近平新时代中国特色社会主义思想、中医药名言警句和中医药知识的灯杆旗；在各教学楼、教室、校园主干道制作安装社会主义核心价值观、高等学校学生行为准则及关于加强师风、医风、学风的八字名言警句；在第一教学楼门厅增设金质校训；组织协调全校36个单位进行各责任区域内的环境文化布置；进一步对全校宣传廊、电子显示屏、宣传展板、标识物、标语条幅等内容进行规范，新增了体现立德树人根本任务、行为道德规范、职业道德要求、素质教育实施、人文精神培养、中医药文化的文化展示墙、浮雕墙、展板展物等文化设施。图书馆建有"杏林博雅""经典诵读""岐黄特藏"等特色书斋，举办"龙江四大名医"展览，开展经典诵读、青年说中医、数字资源宣传推广等活动，引导师生感受文化中医。

学校全面拓展文化传播平台和载体，设计制作上线电子校报，实现校报纸质版、网络版和手机版的同步发布，进一步提升了传统媒体的传播能力和影响力；编印《我和我的大学——纪念改革开放40周年征文集》《我和我的祖国——纪念新中国成立70周年征文集》，出版《全国中医药文化宣传教育基地名录》；创建黑龙江省中医药文化学术交流基地，成立学校社会科学界联合会，在黑龙江省设立中医药文化基地科研项目20项。

在"全媒体时代和媒体融合发展"的新形势下，为促进校园传统媒体和新媒体的融合发展，学校整合校内外新闻资源和宣传力量，进一步加强校内宣传平台管理，打造校报、校园网、微信公众号整合联动的"融媒体"平台，建成由学校及各二级单位微博、微信公众号等组成的新媒体传播体系，传播内容科学准确，有专人维护，每个工作日都有内容更新。学校参与创办由全国24所高等中医药院校组成的中医药文化传播新媒体联盟，成为《中国中医药报》联盟常务理事单位，有效促进了教风、学风的持续改善。为了更好提升传播影响力，学校正式入驻并相继开通"龙头新闻""极光新闻""今日头条"客户端平台黑龙江中医药大学账号，充分利用新媒体平台，讲述中医药故事，传播大医精神。

（二）场地设施

学校建有"大医之路"文化园、经方小道、校史馆、高仲山先生纪念馆、中医药博物馆、中医药文化浮雕群、药用植物园等文化景观，不同的景观交相辉映，充分体现出中医药文化内涵的魅力。

学校的"大医之路"文化园于2002年建成，园中有21尊古代著名中医药学家的汉白玉雕像。这片占地1.5万平方米的文化绿地，不仅是学生休闲学习的好去处，还吸引了广大城市居民和外地游客前来参观，成为学校最具代表性的校园文化景观。

经方小道位于学校主楼与研究楼之间，这处中医药文化小景用黑色大理石铺设，上面雕刻着《伤寒论》中的113首中药歌诀。学生们可以一边漫步一边复习这些方剂歌诀，市民和游客也可在品读《伤寒论》精华的过程中学到中医知识。

校史馆建于2003年，展示了建校以来的发展历程。高仲山先生纪念馆于学校2010年隆重纪念黑龙江中医药高等教育开拓者和奠基人高仲山先生百年诞辰时建成，目的是传承前辈精神，启迪后人。

学校建设的中医药博物馆是目前黑龙江省内唯一的一座中医药博物馆，被确定为黑龙江省科普教育基地、黑龙江省社会科学普及基地。中医药博物馆位于学校的综合楼内，总建筑面积5013m²，分为中医药文化研修与体验基地、中国医学史展厅、黑龙江医药史展区、黑龙江中医药大学校史展区、中药标本展区五部分。其中，中医药文化体验厅是国家汉办汉语国际推广中医药文化研修与体验基地的核心项目，集展示、收藏、研究、体验于一体，以互动和体验为特色，是全国高校博物馆中极具特色的博物馆之一，是黑龙江省唯一以"弘扬中医药文化，普及中医药科学知识"为目标的博物馆。目前馆内藏品已达7000余件，有猛犸象化石、东北虎骨标本等珍稀馆藏。博物馆自建成以来，累计接待国内外团组2000余人次，已经成为东北乃至全国最专业的中医药文化交流平台，成为学校对外文化交流的标志性品牌。博物馆除常规展品外，还有部分展品可供观众演示、互动、体验。学校定期开展馆藏标本修复保养、更新补充工作，定期对馆内浸制标本液体进行更换，并为馆藏动物标本进行专业消杀及养护，使标本的管理与维护工作更加科学化、规范化。

疫情期间，中医药博物馆线上参观系统正式启动，开通公众号、全景VR展示平台、录制科普系列短片，年线上参观量达两万人次，线下参观量1500余人次，在保证网络信息安全的前提下，提供更加丰富多元的展览内容。同时，博物馆参与龙江高校网络思政中心"云展播"、哈尔滨市教育局云端博物馆展播活动，以更加便捷生动的观展方式，更好地发挥博物馆科普教育职能，为社会及公众服务。同时不断完善馆内数字讲解系统，实现了扫码讲解功能。

中医药文化浮雕群分为三个部分，第一部分为学校图书馆大厅"止于至善"文化墙；第二部分为图书馆外墙体中医药文化墙，代表中国传统的世界观；第三部分是位于学校综合楼19层的两幅大型文化浮雕，一幅展现西方科学历史脉络，另一幅展现中国古代文明发展脉络。

校内的药用植物园占地面积6000m²，东侧为生药标本区，南侧为学生实验地及教师实验种植区。药用植物园最大的特点是收集了《药性歌括四百味》中的主要药材，其中南药在温室内栽种，北方的道地药材在室外栽种。药用植物园既是学生与药用植物"亲密接触"的实习基地，也是哈尔滨市市民，特别是中小学生了解中药知识的窗口，现为哈尔滨市科普教育基地。

学校通过高站位谋划、高标准推进、高质量落实，打造多种文化基地，创新学习教育载体，多措并举，将中医药文化宣传、教育融入学校事业发展大局。

八、成立孔子学院美名扬

2007年，经国家汉办批准，黑龙江中医药大学与英国伦敦南岸大学、哈尔滨师范大学合作创办伦敦中医孔子学院，这是全球第一所以中医为特色开展汉语言教育和中医养生文化推广的孔子学院。几年来，黑龙江中医药大学与英国伦敦南岸大学通力协作，借助伦敦中医孔子学院合作平台，面向英国民众开展了卓有成效的中医药文化及中国语言文化的推广活动，影响日益扩大。

伦敦中医孔子学院自2008年2月正式运营以来，在孔子学院总部、黑龙江省教育厅及英国社会各界的大力支持下，在合作三方的共同努力下，取得了突出的成果，目前已在伦敦建立孔子课堂13所，在英国42所中小学开设中医药文化及汉语课程，并积极培养和扶植成熟的中小学申请孔子课堂。2009~2013年，伦敦中医孔子学院连续5年在全球孔子学院大会上获得"先进孔子学院"称号。

伦敦中医孔子学院在圆满完成中医和汉语教学任务的同时，开展各类论坛讲座，举办文化、学术、图片等展览、文艺演出，组织参加各种节日庆典和文化周、网络文化推广竞赛活动，开展中医、中药、茶艺、武术、舞蹈等工作坊和其他文化推广活动。2014年，在国家汉办的支持下，伦敦南岸大学为支持中医孔子学院发展，专门拿出一栋位于市中心的独立建筑作为教学楼，即伦敦中医示范孔子学院专用教学楼。其中设有中医教室、中医临床教学诊所、语言文化教室、会议室、办公室等，兼顾中国文化推广、汉语教学、中医教学与临床实习、文化活动和学术会议等多种功能。

2016年3月，经伦敦中医孔子学院引荐，英国针灸协会与黑龙江中医药大学正式签署了关于开展针灸临床及学术交流的合作协议。2016年9月，应英方邀请，学校陈英华、李同军、吴文刚三位教授赴英国参加了英国针灸协会2016年年会暨2016针灸与东方医学大会。按照合作协议约定，10月18日，英国针灸协会代表团一行8人抵达黑龙江中医药大学，进行了为期两周的交流学习活动。在学校国际教育学院的精心安排下，英国针灸协会代表团一行认真听取了高维滨教授和王东岩教授的理论讲座，了解了黑龙江中医药大学针灸临床治疗特色技术——延髓麻痹的项针治疗和针灸治疗中风病的临床治疗方法和研究进展。代表团一行还先后在学校附属第一医院针灸科、推拿科、中医皮肤科、风湿科、中医骨科、中医妇科、肾内科及呼吸科进行临床实习，了解针灸及中药在各科的应用情况和治疗优势，并与相关专家就针灸基础及临床研究的概况和进展进行了交流，积极探讨与黑龙江中医药大学开展针灸科研合作的可能性。通过现场观摩中国针灸医生娴熟的治疗手法，了解到患者治疗前后症状得到明显改善，远道而来的英国针灸协会代表团成员们被中国的针灸技艺所折服，同时对此次中国之行感到收获颇丰。他们纷纷表示不虚此行，希望有机会再来学习，并打算回国后在各自的针灸临床实践中尝试使用在中国学到的新方法。

2019年，国际中文教育大会在湖南长沙举行，时任教育部副部长田学军为"中医特色孔子学院中方合作院校工作联盟"揭牌。"中医特色孔子学院中方合作院校工作联盟"由北京中医药大学发起倡议，得到黑龙江中医药大学、南京中医药大学、北京语言大学等15所国内高校的响应。联盟旨在促进中医特色孔子学院中方院校间交流办学经验、共享办学资源、增强办学支撑，通过增强校际协作、经验交流，实现资源共享、优势互补，推动全球中医特色孔子学院健康可持续发展，为促进中医药文化走向世界、增强中华文化国际影响力作出更大贡献。

2021年，由教育部中外语言交流合作中心主办、学校承办的"汉语桥"线上团组交流项目之"黑龙江冰雪及中医药文化交流体验营"上线。学校与黑龙江广播电视台合作，共同搭建线上"黑龙江冰雪及中医药文化交流体验营"。平台以黑龙江冰雪地域为大文化背景，以中医特色疗法传承为展示内容，用生动的中医故事来诠释中医药的魅力。通过在该平台学习交流，参加者纷纷表示体验到中医药博大精深，领略到黑龙江的文化涵养、风土人情、厚重历史、璀璨文明。

2022年，为发挥中医药文化引领作用，积极推动对俄及"一带一路"国家中医药合作与交流，黑龙江中医药大学国际教育学院启动"孔子学院中医药文化推广月"系列活动。活动采取线上线下相结合的方式，邀请来自英国、爱尔兰、匈牙利、俄罗斯、澳大利亚、巴西、美国等14个国家的

18所孔子学院参与活动。6月8日，黑龙江中医药大学伦敦中医孔子学院中方院长盛波一行走进英国皇后学院，开展了两场中医药文化体验活动，为英国皇后学院师生介绍了针灸、推拿、拔罐、艾灸等技术，并就穴位按压和针灸练习等进行互动，使师生们亲身体会了中医药的神奇疗效。6月13日，黑龙江中医药大学与伦敦中医孔子学院联合承办本季度全球中医药孔子学院联盟（GACICM）学术研讨会，来自英国、爱尔兰、匈牙利、澳大利亚、斯洛伐克、巴西、美国、日本、泰国、韩国和南非等国家以中医药为特色的孔子学院中、外方院长和教师，以及国内合作院校的中医药同仁齐聚云端，开展学术交流。全球中医药孔子学院联盟（GACICM）是全球13个国家和地区的17所中医孔子学院和孔子课堂参与的联盟，旨在为中医药海外传播搭建资源整合平台，加强课程联合发展，深化经验交流，为推动全球中医孔子学院特色协同发展增添动力。在本次研讨会上，黑龙江中医药大学国际教育学院卢金荣教授作了题为"头针临床应用"学术讲座。她介绍了国医大师孙申田教授等专家运用头针在治疗中风、面神经炎及各种神经系统疾病中的独特经验，以及各附属医院应用飞针、丛刺等特色针法的情况。6月30日，黑龙江中医药大学受邀参加黑河学院和俄罗斯布拉戈维申斯克国立师范大学孔子学院联合举办的"区域中文教师线上培训研修班"。该培训班的举办，旨在提升区域本土中文教师的教学能力，助力国际中文教育发展。学校国际教育学院教师刘婷婷、王超颖分别作了题为"五彩健康饮食""中医与中文"的讲座，深入浅出地介绍了中医理论指导下的健康饮食文化及中医谚语知识，并与学员们在线进行了交流互动。俄罗斯中文教师踊跃参与，表达了进一步了解中医的浓厚兴趣。

除了建立孔子学院外，黑龙江中医药大学十分注重中医药文化国内外交流与平台的打造，形成内外联动合力，助推校园文化建设。学校立足地缘优势，主动服务"一带一路"沿线国家，深化与俄罗斯的教育、科技、医疗交流与合作，与阿穆尔国立医学院轮流承办中俄生物医药论坛（自2004年至今已连续举办18届），发起成立中俄中医药创新发展联盟；同时，举办了英国针灸协会四届中医临床经典培训、新加坡中医师公会研修培训、美国西南针灸学院中医理论及临床培训，为学生搭建了国际交流的平台。学校创办的"龙江中医讲坛""中俄生物医药论坛""中医药文化讲坛""名医讲坛""校友讲坛""中医药青年论坛"等高端讲坛，为国内外学者搭建了中医药研究和文化交流的平台。开展青年说中医、礼敬中华优秀传统文化等活动2000余项，累计参与学生10余万人次。

2017年，学校组织专家和医护人员参加第四届中国 – 俄罗斯博览会，向俄罗斯友人展示中医药的神奇疗效和独特魅力，传播中医药文化；学校附属医院制作的"龙膏"等药品参展哈尔滨深圳对俄文化艺术博览会；学校校友在海外中医健康文化作品评选活动中获奖。

2018年，学校举办首届中东欧国家中医药知识培训班；选派医疗团队参加对俄中医体验交流周活动。

2019年，新加坡针灸临床继续教育高级研修团30名针灸从业人员到黑龙江中医药大学交流学习；学校唐强教授作为黑龙江省政府代表团成员访问欧洲三国；俄罗斯远东国立医科大学师生第四次来学校开展实习交流；"龙江医派"传承工作室匈牙利工作站揭牌仪式在匈牙利首都布达佩斯的赛梅尔维斯大学健康学院举行；"龙江医派"传承工作室瑞典工作站揭牌仪式在斯德哥尔摩市举行，为中医药"一带一路"全方位合作新格局建设做出新的龙江贡献。

2022年，由哈尔滨工程大学、黑龙江大学、哈尔滨师范大学、黑龙江中医药大学、黑河学院、黑龙江外国语学院、黑龙江教师发展学院等7所高校共同发起成立的黑龙江省孔子学院联盟正式成立。联盟本着合作交流、资源共享、协同创新、提升影响的原则，对接国家和我省发展战略需求，结合黑龙江地方和院校的优势，立足黑龙江，向北开放，加大黑龙江省教育对外开放力度，推进世界多元文化交流互鉴，有效服务"一带一路"建设，共同构建人类命运共同体，为推进人类和平与发展的崇高事业贡献中国方案、中国智慧。

第五节　中医药文化育人实效

从近年来学校中医药文化育人实践来看，学校积极加强中医药校园文化建设，既促进了中医药传统文化价值观的现代转型，又促进了青年学生对社会主义核心价值观的认知与认同。同时以中医药传统文化进一步丰富和涵养社会主义核心价值观，稳步形成中医药传统文化与社会主义核心价值观的融合式发展。

一、育人理念持续加强

中医药文化是中医药学的根基与灵魂，中医药文化所体现的哲学思想、道德伦理与人文精神彰显了做人、做事、做学问的深刻道理，具有德育、智育、体育、美育、劳育等方面的育人功能，对思想政治教育工作具有十分重要的应用价值。充分发掘和运用中医药文化资源不仅可以发挥中医药文化的育人功能，促进学生德育、智育、体育、美育、劳育全面发展，还可以丰富高等中医药院校育人工作的内涵与方法，增强育人工作的针对性和实效性。

（一）深入挖掘中医药文化育人资源，建立全员、全程、全方位中医药文化育人工作机制

学校坚持"立德树人"的根本任务，紧紧围绕学校中心工作，服务大局，以加强大学生思想政治教育为出发点和落脚点，突出中医药文化引领和专业特色，不断提升大学生思想政治教育的针对性和有效性，积极培育和践行社会主义核心价值观，引领大学生全面发展，不断健全和改进大学生的指导和服务体系。

（二）高度重视大学文化建设，积极打造中医药文化育人软实力

学校以高度的文化自觉和文化自信，积极探索具有本校特色的大学文化建设理论与实践；成立大学文化建设工作领导小组，出台大学文化建设工作方案，明确学校文化建设发展思路，并对大学文化建设工作进行系统规划和部署。学校文化建设领导小组下设文化建设办公室，办公室设在党委宣传部，负责大学文化建设的具体组织协调工作。

（三）精准定位校园文化建设目标，持续挖掘中医药传统文化价值

中医药文化的核心价值是中华民族几千年来形成的不同于其他医药文化的最根本的价值观念，其根本是中医对于生命与疾病的认知观念，以及由此所派生的思维模式、道德追求、行为方式等，也就是所谓的"医道"。中医药文化核心价值和以中华优秀传统文化为基础的社会主义核心价值体系有着共同的思想道德基础和价值取向，集中体现了中华民族的人文精神和优良品质，是社会主义核心价值体系的重要层面。基于这样的认识，学校贯彻国家中医药管理局《关于加强中医药文化建设的指导意见》精神，成立了中医药文化研究与传播中心等研究机构，积极打造"龙江中医讲坛""中医药文化讲坛""教师知与行讲堂""中医临床思维讲座"等高端学术和文化品牌。同时，通过开展学术讲座、知识竞赛、辩论赛、演讲会等贴近学生生活和思想实际的丰富多彩的校园文化活动，有意识地引导学生认识中医药价值体系，并以此作为课堂教学的重要补充，帮助学生巩固专业思想，增强职业神圣感、自豪感和使命感。

二、育人活动不断深化

（一）完善中医药文化育人活动载体

学校以"中医药文化"为主题，积极打造各种系列文化育人活动。例如，学校图书馆为营造良好的杏林书香氛围，组织学生开展校园读书月系列活动，为学校"书香校园"建设与中医药文化传播作出了积极贡献；学校后勤管理处为加强与学生之间的交流互动，举办"中医药"美食文化节；校团委为塑造学生蓬勃向上、积极进取的精神风貌，开展"岐黄杯"系列体育运动。学校不断通过丰富多元的校园文体活动助力中医药学子成长成才。

（二）打造中医药文化育人品牌活动

学校在长期的校园文化建设实践中，始终坚持对医学生的思想引领，逐步形成了一系列具有较大社会影响的品牌活动。例如，成立于2005年的"岐黄爱心血库"，以全校学生为主体志愿者，面向全社会招募志愿者，是全国大学生群体的第一个活体血库。经过不断发展，志愿者队伍日益壮大，为挽救需血者的生命作出了积极贡献，得到社会各界的广泛关注。中央电视台新闻联播、中国教育电视台、新华社等主流媒体专题报道了"岐黄爱心血库"的无偿献血活动。2014年，"岐黄爱心血库志愿服务队"获得全省"十万高校志愿者进社区"优秀志愿服务队称号。

（三）凸显中医药文化育人地域特色

学校积极引导广大教师和学生发扬中医药文化中的济世精神，深化校园文化建设的内涵，开展"四大经典"知识竞赛、护理技能大赛、方歌知识竞赛、药学专业知识技能竞赛、"我是大医生"中医知识竞赛、护理学基本功训练操作技能大赛、针灸推拿专业学生基本功技能大赛、"生命杯"解剖知识大赛、"医信杯"医院管理模拟大赛等第二课堂活动；依托"青囊论坛""人文大讲坛""伯仲学术沙龙"等平台，开展"中医中药龙江校园行"、中医中药文化大型科普宣传等活动；成立"传统文化交流团"，在省内兄弟院校进行太极拳、武术、书法绘画等传统文化展示表演，与学生交流互动。通过一系列活动，省内高校掀起了学习中医传统文化知识的热潮，提高了中医药传统文化在当代大学生中的影响力，建立了思想育人、文化育人、科技育人、实践育人为主的实践活动体系，助力学生成长成才。在不断丰富大学文化内涵的同时，"黑土文化"内涵也得到了深化，为黑龙江文化大发展、大繁荣注入了中医药文化活力。

（四）促进中医药文化国际交流与合作

学校高度重视中医药文化"走出去"战略对校园文化建设的推动作用。学校与俄罗斯阿穆尔国立医学院联合创办的中俄生物医药论坛已连续成功举办18届，每届论坛都会促进中俄大学生校园文化交流；与伦敦南岸大学和哈尔滨师范大学联合创办世界首家"中医孔子学院";积极组织大学生艺术团,利用寒假在英国、爱尔兰、匈牙利等国家的30多个城市为近12万欧洲观众奉献了数百场精彩演出,民族舞蹈、武术、民乐、民谣等表演及中医针灸按摩、刮痧火罐等中医传统手法展示,让欧洲民众更加直观地了解到中国传统文化及中医药的博大精深;与澳大利亚阿德莱德大学合作创办全球首家传统医学研究院;与美国中药联合商会合作创办黑龙江中医药大学美国分校,成为全球首个在海外开设中药学学士学位课程的机构。学校还被确定为中国–匈牙利两国政府项目"中国–中东欧中医药中心"建设单位,国际影响日益扩大。

三、育人模式逐渐完善

学校从育人理念、育人机制与品牌活动打造等方面下功夫,将中医药文化教育融入大学生日常生活,积极拓展中医药文化育人路径,主要思路包括发挥网络优势,积极传承中医药文化;拓展志愿服务,培育中医情怀;强化实践锻炼,培育中医自信;坚持教育引领,确保中医思维的提升。具体做法有:开展以班风、学风、党风建设为内容的中医药文化活动;开展以志愿者服务为主要内容的社会实践活动;开展以传承中医药文化为核心的学术交流活动;开展以中医药专业思想教育为主的中医药文化自信引领活动等。

(一)强化实践导向,开展丰富多彩的校园文化活动

学校以建设优良的校风、教风、学风为核心,以优化校园文化为重点,以树立正确的世界观、人生观、价值观为导向,积极开展校园文化活动、特色主题教育活动,每年定期开展"校园艺术节""中医药文化节"等活动,囊括学术讲座、体育竞技、文艺表演、社会实践、志愿服务等诸多方面,校园文化流光溢彩,精彩纷呈,为同学们奉上了一道道视听盛宴。在国家汉办的支持和资助下,学校巡演团赴欧洲奉献了以"龙腾虎跃春意浓、弘扬文化遍英伦"为主题的"孔子学院大春晚"系列巡演活动,

不仅在国外各阶层民众中掀起"中国文化热",也进一步展示了学校大学生及世界首家中医孔子学院的特色和风采。以中俄生物医药论坛为平台,举办中外大学生文艺汇演、中外师生联谊舞会,在中俄两国师生中引起共鸣。交流活动的举办开拓了中医药学子的国际视野,激发了中医药青年的民族自豪感。同时,学校充分发挥共青团和学生组织的优势和特点,进一步加强大学生宿舍和生活园区文化建设,从学生寝室文化建设入手,开展"寝室文化节""食神争霸赛"等学生寝室文化建设系列活动,旨在帮助学生形成良好的文明行为习惯,构建和谐校园,促进学校教育教学质量的全面提高。

(二)强化理想信念,弘扬当代大学生时代主旋律

学校利用各种载体,开展各种主题性思想教育活动,培养学生不断追求更高的目标,激励先进分子树立共产主义的远大理想,树立马克思主义的坚定信念,以思想政治教育为主导,强化思想引领。学校以重大节庆日、纪念日为契机,通过专题报告、座谈会、晚会等活动为载体,广泛开展系列主题教育活动。如以"九一八""一二九""七一""抗日战争胜利"等纪念日为契机,组织开展纪念晚会、参观革命烈士纪念馆、组织抗联精神宣讲会等主题教育活动,教育和引导全校广大青年学生热爱祖国、奋发有为、努力学习。学校坚持定期开展主题升旗教育活动,例如,在新生和毕业生中开展主题升旗仪式,举行"感恩母校,放飞梦想"毕业生升旗仪式,担任升旗的药学院国旗护卫队主要负责学校升降国旗任务,国旗护卫队成员每年在新生军训期间进行选拔,利用课余时间定期进行军事化训练。学校通过主题升旗仪式,将理想信念教育具体化,积极弘扬时代主旋律。

(三)坚持文化引领,开展中华优秀传统文化教育

学校积极开展"龙江医派"校园文化节、高仲山先生事迹展、传统保健运动会、传统文化知识竞赛、"文化根·国医魂·中国梦"等活动。学校创办"中医药青年论坛"和富有浓郁中医药文化特色的"中医药文化墙"；举办"杏林杯"传统文化知识竞赛，内容涵盖中医药、人文、历史、地理和礼仪等方面知识，竞赛中还穿插同学们的才艺展示。

（四）坚持中医特色，开展"大医精神"专业教育

学校坚持弘扬"大医精诚"文化和核心价值观，高度重视医学生的人文素质培养。例如，在新生开学典礼、毕业典礼等重要活动中，组织学生集体诵读《医学生誓词》《毕业生誓词》《大医精诚》等经典篇章；经常开展"晨读经典""中医经典知识竞赛""传统文化知识竞赛"等校园文化活动，引导学生在丰富多彩的校园文化活动中树立高尚的职业观和正确的价值观。学校还定期开展专业教育，让学生能够全面了解所学专业的内涵和发展思路。组织新生参加专业教育讲座，从龙江中医的发展历程、提升专业技能、教学和临床实践的特点出发，针对不同专业的特点，为同学们提出学业规划和职业发展建议。

（五）紧扣时代发展，开展中医药文化网络育人

学校充分利用微信、QQ、微博、官网等网络媒介，定期向在校学生推送学校要闻，及时掌握学生的思想动态，随时进行思想引导和教育。学校开展了"大学生校园不良网络借贷的风险防范和教育"主题交流，从校园不良网贷的内涵、特点、发展入手，深入剖析了"不良网络借贷"的兴起、演变、手段、危害和防范方法，提高学生对校园不良网贷的认识，积极抵制不良网贷的侵蚀，引导学生树立理性的消费观。班主任与家长建立了微信联系群，共同做好网络思想政治教育工作。各学院设有网络安全员，防范不良信息向校园的渗透，确保网络环境安全。

（六）加强民族团结文化教育，促进大学生全面发展

学校招收的新疆籍少数民族学生人数呈逐年递增态势。学校注重引导各民族学生牢固树立"五个认同""三个离不开"思想。开设微信公众号，在线上线下开展丰富多彩的活动，引导新疆籍少数民族学生融入到校园学习与生活中。鼓励新疆籍少数民族学生积极参加校园文体活动，展现才华，提升自信。越来越多的新疆籍少数民族学生担任了班干部、学生会干部，并获得了奖学金，学校的大型文艺活动经常能看到新疆籍少数民族学生带来的精彩歌舞表演，很多维吾尔族和哈萨克族的学生参加了校足球队。

四、育人成效愈加明显

（一）学风氛围愈发浓厚

学校坚持举办科技创新宣传月，组织校内"挑战杯"竞赛，大力推动科技创新由"精英型"向"群众型"转化，扩大学生科技创新活动参与面，积极引导学生参加全国"挑战杯"竞赛、"天堰挑战杯"全国高等医学院校中医药创意设计竞赛、中国创新创业大赛、TRIZ杯全国创新方法大赛、省知识产权杯高校发明创新竞赛、市创业大赛等各类科技创新赛事，并多次在"挑战杯"等大赛中获得国家和省市级奖项。学校开展"学习四大经典""中医基础知识大比拼"等形式多样的知识竞赛，激发学生的学习兴趣，营造良好的学习氛围；不定期邀请优秀校友、企业家、知名专家学者来校为学生做报告，开阔学生的学术视野，引导学生做好职业生涯规划和大学学习计划；各学院高度重视考研对学风的提升和促进作用，通过举办考研咨询会、考研经验交流会、考研明星展、考研加油站、考研辅导班等活动，营造良好的考研氛围；发挥党团组织的作用，建立"党员学风责任区"，开展党员"一助一"活动，引导学生共同学习，共同进步；充分发挥学生会、学生团支部和各种学生社团的重要作用，引导大学生自我教育、自我管理、自我服务，营造良好的校园文化氛围。

（二）文化社团育人功能显著

全校现有学术类、文艺类、体育类等30余个学生社团，其中不乏武术协会、伯仲学术沙龙、急救协会等一批明星社团，社团依托校学生社团联合会实行开放式管理。同时以中医药社团文化节、社团嘉年华、健康社团联盟为活动载体，提出"打造龙江品牌社团"的口号，主抓社团核心竞争力，主打社团品牌建设、文化建设，极大地丰富了校园文化生活，发挥了文化社团的育人功能。

（三）文化实践体系优势凸显

学校将文化实践活动纳入本科人才培养方案，鼓励教师指导学生社会实践，每年假期安排"社会实践周"，开展与专业相关的中医药文化科普认知、社会调查、义诊咨询等。对社会实践进行立项管理，制定"十百千万"计划，依托学科优势，组织博士生和硕士生社会实践医疗服务团、本科生基层医疗卫生调研服务团、医疗政策宣讲团、优秀学子回访高中母校社会实践团，利用假期，赴全国各地开展社会实践，内容涵盖国家政策宣讲、追寻红色足迹、关爱农民工子女、医疗卫生等方面，真正走出了一条具有中医药特色的社会实践之路，培养了一大批懂得感恩社会、回馈社会、实现自我人生价值的中医人才。中医特色社会实践活动先后5次被团中央网站进行报道，先后被评为"全国大中专学生志愿者暑期'三下乡'社会实践活动先进单位"、国家级优秀团队、国家级重点团队、省级重点团队、省级社会实践先进个人、省级优秀指导教师、省级三下乡优秀组织单位等。

（四）文化服务体系建设特色彰显

学校开展"中医药特色进基层、志愿服务暖民心"计划，依托七彩课堂服务队、急救协会、校园文化大使宣讲团、禁毒防艾服务队、针灸推拿协会等志愿者服务团队，常年坚持开展各类志愿服务工作。现在黑龙江省文明办网站上注册的志愿者达4500人，每年累计参与者2.3万多人次，累计服务时长5万余小时。学校成立了全国高校首家"岐黄爱心血库"，其以学生为主体志愿者，面向全社会招募志愿者，是全国大学生群体的第一个活体血库。"岐黄爱心血库"的"元老级"志愿者、造血干细胞志愿者蒋巍，毕业后工作于黑龙江中医药大学附属第一医院，成为黑龙江省第58例、全国第2618例造血干细胞捐献者，是全省中医系统首位捐献造血干细胞的医务工作者。学校有多个项目入围黑龙江省青少年发展基金会星光行动大学生公益项目。学校还选派数十名志愿者到新疆维吾尔自治区、新疆生产建设兵团、西藏等偏远地区开展志愿服务，学校先后荣获省级志愿服务工作优秀组织奖十余项。

（五）文化育人体系建设亮点突出

学校实施弘扬和传播中医药传统文化计划，积极创建育人文化品牌。例如，推出"口袋校园"项目，依托 PUAPP 平台，探索"黑龙江中医药大学共青团第二课堂成绩单"；记录医学生参与课外活动的情况，提高其综合素质；设立专项经费，依托大学生活动中心，支持学生开展科技创新、社会实践、志愿服务等活动，形成了以我的中国梦、高雅艺术进校园、岐黄杯、中俄生物医药论坛、中俄大学生文艺汇演、校园十佳歌手大赛、传统保健运动会、校园科技文化艺术节、青囊论坛等为代表的学生参与度高、影响面广的品牌校园文化活动，使学生在参与的过程中领略中医药文化的魅力。在校外，以"人文中医、绿色中医、科技中医——让世界了解中医药"为主题，开展"中医中药龙江校园行"活动，分别赴哈尔滨工业大学、齐齐哈尔大学等数十所高校，开展大型中医中药文化科普宣传活动。依托学校专业优势，积极推动地方文化建设，选派百余名志愿者助力哈尔滨国际马拉松竞赛，成立孔子学院国际巡演团，多次赴英国、爱尔兰、奥地利等国家孔子学院巡回演出，将中华优秀传统文化远播海外。

第六章 中医药文化育人趋势与展望

一、趋势

中医药学是自然科学与人文文化的交融，具有鲜明的科学与人文的双重内涵。中医药学的理论构架与思维模式，折射出中国古代文化的光芒。中医药传统文化在数千年的发展中形成的价值理念与社会主义核心价值观相契合，蕴含着丰富的育人元素。因此，要理性对待中医药文化，合理、科学地汲取中医药文化中的精华和精髓，去其糟粕。

中医药文化育人就是以中医药优秀的、精华的文化教育人、影响人，从精神上塑造有"灵魂"的人。中医药文化育人不仅是高等中医药院校的治理之魂，更是中医药高等教育的基础和支撑。大学是医学生形成人生观、价值观、世界观的关键时期，也是提升医学生综合素质的重要时期，有计划、科学、合理地将中医药文化融入校园文化，有助于培养学生的中医思维，对学生的思想观念、行为举止、精神面貌、审美情趣、职业素养有着深远的影响，为学生提供有特色的、优良的成长环境，净化他们的心灵，陶冶他们的情操，是实现文化育人的重要途径。

目前，以中医药文化建设为着力点，将其融入校园文化建设，纳入中医药高等教育育人体系等工作正呈现出良好的发展态势，但是该体系建设尚处于起步阶段，与中医药院校的整个发展还存在不完全适应的地方，有的学校对中医药文化育人体系建设的重视程度不够，调动各种文化资源的意识不强，中医药文化育人体系仍然存在"表面化""硬融入""不均衡"等现象。"如何科学合理建立中医药文化育人体系""如何将中医药文化融入大学育人的方方面面""如何深入挖掘中医药文化的育人资源""如何将中医药文化与社会主义核心价值观进行有效融合"仍是值得进一步思考的问题。中医药院校应高度重视中医药文化育人的重要性、必要性及紧迫性，紧紧围绕学校的办学方向和中医药人才培养目标，主动承担大学的文化传承与创新使命，深入挖掘中医药文化育人功能，积极建立中医药文化育人体系，将中医药文化融入社会主义核心价值观的培育和实践中，使中医药文化与学校的各学科之间形成相互渗透、相互影响、相互依赖、相互支撑的格局。

全面推进中医药文化育人体系建设，要聚焦立德树人这一根本任务，坚持以习近平新时代中国特色社会主义思想为指导，用中医药文化潜移默化地熏陶渗透，达到铸魂育人的目的，真正实现中医药文化从入眼、入耳到入脑、入心。

（一）中医药文化特色更加鲜明

中医药文化概念的提出是在2005年全国第八届中医药文化研讨会上，会议将中医药文化定义为："中华优秀传统文化中体现中医药本质与特色的精神文明和物质文明总和。"有的学者认为，中医药文化的核心内涵是以人为本、大医精诚、医乃仁术、调和致中、"天人合一"；也有的学者认为，中医药文化的核心价值理念是"仁、和、精、诚"。优秀的中华传统文化，始终是维系中国人民的精神纽带和支撑中华民族生存、发展的精神支柱，也是大学发展的宝贵精神财富。中医药院校有着丰富的中医药文化资源，以及颇具特色的教育资源，更应高度重视将中医药文化育人贯穿于立德树人的全过程，贯彻落实习近平新时代中国特色社会主义思想，筑牢理想信念，深入研究中医药文化的起源和特质，厘清中医药文化的内涵、核心理念和价值观念，深挖中医药的经典智慧，积极构建具有中医药文化基因的理念体系，不断对中医药文化进行研究，深入挖掘中医药文化中的精髓，探索中医药文化与中华优秀传统文化、与社会主义核心价值观的内在联系，阐释中医药文化内涵的时代价值，在传承中提高认识，在扬弃中发展创新，引导全校师生继承中医药文化，弘扬中医药文化，坚定中医药文化自信，成为中医药文化传播者、实践者及传承人。

学校通过构建中医药文化育人体系，使学校在教育教学、管理模式、校园文化活动等各个方面的特色更加鲜明，逐步实现校园环境优美、师生关系和谐、育人成效显著、"以文化人"的目的。

（二）校园环境建设进一步完善

物质环境是校园文化的硬件条件。苏联著名教育家苏霍姆林斯基指出："学校的物质基础是对学生精神世界施加影响的手段。"马克思也提出过"人创作环境，同样环境也创作人"的观点。校园环境的优劣直接体现一所学校的综合实力。校园的一草一木、一石一像、一楼一景不仅是学校建设的物质成果，更是师生的劳动成果和智慧的沉淀，能够直观反映学校的历史、传统、特色和价值，直接影响学生的思想境界、行为规范和学习方式。中医药院校应不断加强校园布局设计，以环境文化建设为基础，发挥校园文化的协调与陶冶功能，进一步彰显中医药文化特色，将中医药文化的价值理念、人文意识融入医学生的心灵深处，外树形象、内聚人心。例如，黑龙江中医药大学校园内的"大医之路"文化园就是学生晨练太极、诵读经典、感受文化的好去处；由黑色大理石铺设的"经方小道"是学生领悟中医经典、牢记经典方歌的好场所；中医药博物馆能够引导师生达到大真、大爱、大诚、大智的更高境界；图书馆门外的中国传统文化浮雕墙，描绘了"河图洛书""盘古女娲""三皇五帝""儒道二圣""医籍名方""腧穴器具"，体现了中医药文化根植于中国传统文化和中国古代哲学思想的逻辑内涵。中医药院校应加强校园文化场馆和基础设施建设，打造富有中医药特色的、蕴含深厚文化底色的、古香古色的校园文化景观；建设一批集党建、团日、学术、学业、心理、社团等为一体的、多功能活动室、咖啡室、茶室等文化园地；进一步规范视觉形象识别系统，不断强化视觉标识系统的推广应用，打造内涵丰富、样式统一的、具有中医药文化特色的视觉系统；围绕校徽、校训、校名、标识牌、橱窗等，从风格上、形式上、色调上、视觉上进行系统设计，打造出能够感染人、凝聚人的文化标识；建好学校校史馆，提升学校楼名、路名、湖名、广场名等的文化内涵，合理设置充满艺术性的人物塑像、纪念性雕塑、寓意雕塑和装饰性雕塑等；深入挖掘具有中医药内涵的标志性人物、事件、器物，营造中医药文化特色鲜明、内涵丰富的校园氛围；充分展示学校的治学理念、办学精神及文化底蕴，让大学生在浓厚的文化氛围中陶冶情操、启智润心，在潜移默化中形成正确的世界观、人生观、价值观，助力文化传承，促进学生身心协调发展。

（三）课堂育人主阵地功能更加显著

2019年6月，中共中央、国务院印发文件中提出了"强化课堂主阵地作用，切实提高课堂教学质量"的要求。要深入推进中医药文化育人，必须紧紧抓牢课堂这一载体，充分发挥课堂育人的主导功能。课堂教学应以"上好每一节课、育好每一个人"为目标，以"培根铸魂、启智润心"为核心，在传授知识的同时，聚焦学生文化素养，引导学生以理解知识为目标，深入地理解中医药文化、认同中医药文化，从思想上让学生不断坚定文化自信和文化自觉，构成课堂与学生的良性互动，从而促进学生从知识学习向文化素养不断转化。中医药教育强调"注重文化底蕴，注重实践环节，注重思辨训练，注重医德修养，注重培养个性化"，中医药院校的课堂教学更应以文化积淀、人文情怀、人文素养为背景，结合具体教学内容，凸显中医药文化的育人功能，在传承中医药文化上下功夫，在渗透社会主义核心价值观上下功夫，在建立中华民族文化、中医药文化自信上下功夫，让中医药文化浸润课堂、启迪学生智慧，引导学生在知识的学习中不断地理解文化、反思文化，不断地内化文化、积淀文化，直至文化认同和文化觉醒，达到以文化人、以文育人的教育目的。

"只有博学于文，始得精专于医"。高等中医药院校在专业知识学习之前，需开设人文通识课，开展传统文化、中医药文化等人文类专门教育。可通过"渗透式""情境式"教育，深入挖掘中医药专业课程中的文化精髓，探索专业课程中实现文化育人功能的途径，在准确把握专业知识和课程特点的同时，充分挖掘课程中的文化育人元素，融入课程教学全过程。

思政课是提升文化育人实效的重要阵地，中医药院校应围绕"立德树人"这一根本任务，紧密结合思政课学科专业特色，结合中国历史事件、中医药名医大家故事等，深入挖掘中医药优秀传统文化所蕴含的爱国主义精神，以及中医药文化中"尊师重道""天人合一""大医精诚""医乃仁术""悬壶济世""救死扶伤"等与思政课教学相契合的核心价值观并进行深度融合，建立中医药文化精神内核与教学内容的联系，讲好中医药故事，将思政课打造成为贴近学生、贴近生活、贴近实际、有"温度"的课程，最大限度地发挥以中医药文化为支点的育人价值。学校领导、国医大师，以及各领域的知名专家学者应走近学生，面向不同层次的学生群体，阐释中医药传统文化的核心理念，结合中医药学科与民族传统文化的血脉联系，激发学生学习传统文化的热情和传承国学精粹的责任感，切实增强中医药文化育人的实效。

中医药院校的体育课，是中医药文化育人更具特色的载体。中国传统保健体育是中华民族宝贵的文化遗产，与中医学理论密切相关，是中国传统文化的重要组成部分。传统保健体育历史悠久，内容丰富，具有鲜明的民族特征，展示出人与自然、人与生活的密切关系，更注重"精""气""神"的锻炼，讲究平衡情绪、愉悦心情，并强调"顺应四时""起居有节""休养生息"等。高等中医药院校的传统保健体育课应坚持"学生为本、健康第一"的理念，注重以传授中国传统武术、健身功法为主要内容，教育学生积极、主动、科学锻炼身体，充分发挥体育课的育人功能。黑龙江中医药大学在大一学年即开设了二十四式简化太极拳课，大二学年开设了传统保健功法、武术竞赛套路、三十二式太极剑、太极扇、武术传统套路等，使学生在举手投足之间体会中医药养生学，感悟我国古典哲学与医学之精华，达到强身健体、防病治病、陶冶情操的目的。

（四）校园文化育人平台更加多元

高等中医药院校应充分利用校内外资源，搭建具有实效性、多样性、灵活性的校园文化育人平台，通过开展以中医药文化为主题，形式多样、内容丰富的活动，加深大学生对中医药文化的认同。

学校的宣传媒体包括门户网、新闻网、思政网、校园广播、电视、校报、宣传栏、官方微信公众平台等，是校园文化、先进文化传播的重要载体，发挥着"主阵地"的作用。随着新技术的不断发展，基于移动互联网的应用愈加广泛，公众微信平台、微信、微博、学习强国、极光新闻、龙头新闻等客户端，以及抖音、快手、视频号、B站、知乎、小红书等平台都是传播中医药文化的重要载体，学校要牢牢把握舆论育人的主动权，不断加强传统媒体与新媒体的融合，开展多方面、多角度、全方位宣传，对师生进行广泛的中医药文化知识科普，传播中医药文化精髓，弘扬社会主义核心价值观，让师生真正感受中医药文化的魅力，不断提高中医药文化传播的辐射力和影响力，加深对中华优秀传统文化及中医药文化的认知，坚定文化自信。同时，加强网络育人工作，培育优秀网络文化，通过宣传榜样故事，发挥朋辈引领作用；创作中医药文化作品，科普中医药文化知识，及时将优秀的校园文化成果进行推广，增强互动功能，不断提高中医药文化的影响力，营造文化氛围浓厚的校园环境，让更多的师生了解中医药文化的魅力所在。

图书馆、校史馆、博物馆等立德树人教育阵地在中医药文化育人体系中发挥着重要作用，承担着中医药知识传播、中医药文化弘扬等重要职责，应不断提升育人阵地的文化内涵，着力拓展中医药文化育人载体，利用图书馆中医药文化资源丰富的优势，科学规划馆藏，使图书馆的资源品质更加优化。中医药博物馆是宣传中华优秀传统文化和中医药文化的重要载体，要积极探索传统展览与信息技术的融合，创建文明的文化空间，完善场馆的服务设施，组织内容丰富的中医药专题展，扩大中医药文化传播的范围。校史陈列馆是师生了解学校发展史的重要场所，应不断挖掘新的先进典型，如优秀教育工作者、国医大师、杰出校友等，全方位展示学校的文化内涵及文化传统。

（五）校园中医药文化特色活动更加丰富

校园文化活动是校园文化精髓和灵魂的一种展现形式，作为课堂育人的延伸，具有很强的渗透性，具有熏陶、引导的育人功能，能够潜移默化地使学生接受学校倡导的价值观念，能够凝聚学生，促进大学生的身心健康。开展丰富多彩的校园文化活动是构建中医药文化育人体系的重要手段和途径之一。高等中医药院校应依托中医药特色资源，在开展校园文化活动中，进一步将中医药文化特色与时代精神统一起来，培养高素质中医药人才，营造浓厚的中医药文化氛围，开展高品位、高标准、高水平、具有中医药文化特色的活动，打造中医药文化品牌。例如师生喜闻乐见的文化节、艺术节、学生节等，丰富校园艺术文化和学术文化活动。中医药院校可通过传统武术项目比赛，例如太极拳、易筋经、五禽戏等项目，增强学生的保健养生意识和热爱中医药文化、热爱中华传统文化的情怀。长春中医药大学推出的"《黄帝内经》千人诵""中医经典千人诵"等研读中医药经典活动，使学生在诵读经典中获取新知。黑龙江中医药大学在开学典礼、毕业典礼组织学生集体诵读《医学生誓词》《毕业生誓词》及《大医精诚》等经典篇章，开展"晨读经典""中医经典知识竞赛""传统文化知识竞赛"等丰富多元的校园文化活动，增强医学生的职业神圣感和使命感。安徽中医药大学成立的"中医药文化进万家"宣讲团，在学生生源地开展中医药文化传播活动，教育中医药学子用实际行动弘扬中医药文化，礼敬中华优秀传统文化。中医药文化将与德育、智育、体育、美育、劳育相结合，多角度、全方位提升中医药学子的文化认同和文化自信。

（六）品牌影响力进一步提升

文化的诞生都与地域条件、民族特点息息相关，不同的地域环境与民风民俗滋养了不同的特色文化，文化氛围也存在明显的差异，但是特色的文化品牌影响力在逐渐提升。高等中医药院校应以特色文化为依托，不断充实特色文化品牌的内涵，让学生参与品牌文化活动，通过"沉浸式""情景式""互动式"的品牌文化活动感受中医药文化，激发师生对中医药文化的热爱，坚定中医药文化自信。扁鹊的故事家喻户晓，他所发明的"望、闻、问、切"至今仍是最基本的诊断方法。山东中医药大学通过探索齐鲁人文底蕴和学术渊源，汲取中医药文化和齐鲁文化的优秀部分，利用资源优势，打造山东中医药大学"齐鲁文化""扁鹊故里""针灸发源地"这三张品牌名片，在立德树人全过程中融入齐鲁文化、中医药文化，确立了"以文化人、以德立身、以术彰业"的育人观；"德术并重、厚德怀仁、博学笃行"的治学观；"传承创新、基础厚实、知行合一"的质量观，在传承、创新、发展中医药文化的过程中，弘扬了扁鹊精神，提升了学校的影响力和美誉度。

河南南阳是"医圣"张仲景的出生地，"仲景文化"具有明显的地域性、代表性和象征性特征。河南充分利用这一品牌优势，每年在南阳举办"张仲景医药文化节"，邀请国内外专家、学者围绕"中医药文化在中华优秀传统文化中如何传承发展""中医药文化在国际交流合作中的历史地位及作用""如何进一步扩大中医药影响力"进行研讨。河南中医药大学以"仲景文化"为载体，2017年成立了张仲景传承创新中心，打造以仲景为核心的中医药文化育人传承创新体系，学校办公室、研究院、各学院、博物院、杂志、养生发展中心、制药厂、医院等机构凝心聚力，充分发挥人才培养、科学研究、社会服务、文化传承、国际交流合作等职能，以传承仲景学术、弘扬仲景文化、发展"豫药"经济、促进中医药创新、服务中原人民、助力河南经济社会发展为目标。该中心的仲景学院实行"精英教育"，突出以仲景为主体的中医药文化特色，注重中医药传承与创新，培养具有坚定职业信仰、具备中医思维、掌握中医药传统技能、适应社会需要的高素质中医药人才。

作为黑龙江省、黑龙江中医药大学的特色文化品牌，"龙江医派"是具有鲜明地域性特色、独具黑土文化内涵的学术流派。成立了全国首家省级中医学术流派社团组织——龙江医派研究会，先后与三亚市、深圳市、天津市等多家医院合作，拥有22家二级传承工作站，在台湾建有分会，在多地区开展学术交流活动。所编纂的《龙江医派系列丛书》被英国大英图书馆收藏。黑龙江中医药大学全力打造"龙江医派"特色文化品牌，组织动员全省中医药工作者开展中医药文化宣讲工作，遴选和培训全省中医药科普宣讲专家。组织开展"中医中药龙江校园行"活动，深入十余所高等院校，宣传普及中医药知识和文化。

（七）中医药特色师资队伍建设持续推进

在大学文化建设中，教师是第一主体，坚持文化育人，就是要以教师为主导。作为大学文化的创造者和传播者，教师的素质不仅仅是一个学校办学水平和特色的体现，更是大学生思想道德情操形成的重要因素，其具有表率和榜样作用。教师的理想信念、价值追求、职业道德以及学术风范都会对学生产生深刻的影响，对教师进行文化引导和师德培养尤为重要。作为高校教师，不仅要拥有扎实的专业理论知识，还要具备过硬的实践技能，更要具备积极向上的人文素养与精神境界，只有这样，才能成为新时代文化育人的主力军与生力军。

与其他综合性院校相比，中医药院校具有鲜明的文化特色，教师起着承上启下的作用。他们不仅要继承中医药文化，更要积极向学生传播中医药文化，因此在"四有"好老师的基础上，更要提升师资队伍的中医药文化素养。广西中医药大学在20世纪80年代，就已经让临床和教学经验丰富的资深教师、专家、学者为学生上基础理论课了。他们学验俱丰、医药两擅，课堂气氛活跃，教学方式灵活，一言一行感染着学生，为其他课程的学习打下了良好的基础。中医药院校应坚持教育者先受教育的理念，大力培训现有师资队伍，不断完善其知识结构，提升综合素养，尤其是中医药文化素养，提高教育教学水平，讲好中医药故事，引领学生传承中医药文化，助力学生成长成才。中医药院校应进一步强化人才服务意识，深化人才制度改革，完善人才激励机制，在人力、财力、物力等方面给予支持，开展"课程思政"立项研究和教学示范活动，通过多种途径，强化教师的政治素质，彰显优秀的师德师风，使教师真正成为学生思想的引路人。可开展中医药文化学术交流和师德师风活动，选树先进典型，鼓励青年教师跟师、跟诊，传承老教授的教学本领和老专家的临床技能，促进青年教师利用自身的人格魅力和中医药文化熏陶感染学生，通过"共情"，引导医学生树立正确的职业观、积极向上的人生观。同时，加强师资队伍建设是中医药高等教育教学改革的重要举措，各院校应坚持以学科建设为龙头，加强人才培养，加大包括客座教授在内的师资队伍建设力度，识才爱才，聚才用才，推动学校各项工作高质量发展。

（八）中医药文化国际交流不断深化

习近平总书记提出要建设"人类命运共同体"，高等中医药院校要把中医药文化国际传播作为自己的使命担当，主动服务国家"一带一路"倡议，以理论研究和学术实践为载体，构建具有中国特色、中医药特色的文化传播与推广体系，使中医药文化国际交流不断深入。高等中医药院校应不断打造中医药文化国际交流新范式，深入挖掘中医药文化精髓，落实"一带一路"教育行动，打造中医药文化对外教育品牌。

中医药院校应以中医药文化传播为支撑，打造合作交流平台，努力讲好"中医药故事"，推介"中医药文化品牌"，展示以中医药为特色的良好的中国形象。2021年中医药国际发展论坛上，北京中医药大学发布全球第一套英文版、第一套德文版中医系列核心教材。2008年2月，黑龙江中医药大学与伦敦南岸大学和哈尔滨师范大学联合创办了全球首家伦敦中医孔子学院，连续5年荣获国家汉办和教育部授予的"先进孔子学院"称号，并于2015年成为首批"示范孔子学院"之一。伦敦南岸大学中医示范孔子学院专用教学楼落成典礼上，国务院原副总理刘延东在致辞中给予高度评价。2012年，黑龙江中医药大学获批建设汉语国际推广中医药文化研修与体验基地，成为唯一一个以中医药研修与体验为特色的基地。2016年6月，承办中国－中东欧中医药中心项目在匈牙利正式揭牌。与澳大利亚阿德莱德大学、江西中医药大学、山西中医药大学共同创办全球首家传统医学研究院。2017年，黑龙江中医药大学与伦敦南岸大学签订合作建立海外研究实训基地备忘录；与俄罗斯阿穆尔国立医学院共同举办中俄生物医药论坛，并成立中俄中医药创新发展联盟；在美国建立分校，首次在海外开设中药学学士学位课程。在国际交流合作的过程中，中医药院校师生充分展示了中医药文化的魅力，展示出师生积极向上的精神面貌，让国际友人切实体会了中医药文化的深厚底蕴。中医药院校应始终坚定文化自信，以"中医药文化"为载体，讲好"中医药故事"、传播"中医药声音"，成为中医药文化的传承者、实践家、代言人，为构建"人类命运共同体"贡献"中医药智慧"和"中国智慧"，促进中医药文化国家传播与合作交流不断深化。

二、展望

习近平总书记说："中医药学是中国古代科学的瑰宝，也是打开中华文明宝库的钥匙。"中医药文化中的优秀部分，其精华、精髓与中华优秀传统文化相互贯通、一脉相承，其本身也是中华优秀传统文化重要组成部分。文化育人作为十大育人体系的重要组成部分，具有培根、铸魂、启智的重要作用。未来，高等中医药院校将逐渐构建新发展格局，以中医药文化为特色和支点，体现以学生为中心的工作要求，把中医药文化育人建设放在全局工作的突出位置，制定具体工作规范和实施细则，强化中医药文化赋能作用，提供持久而深厚的精神动力，进一步推动学校高质量发展，使全校师生尤其是学生真正成为中医药文化育人体系建设的积极拥护者、主动参与者和最大受益者。未来，高等中医药院校将始终坚持立德树人根本任务，以习近平新时代中国特色社会主义思想为指导，更加注重以文化人、以文育人，进一步深入研究中医药文化发展规律和特点，积极探索更容易被接受的中医药话语体系，有机融合社会主义核心价值观，充分发挥中医药文化育人的熏陶渗透作用，促进青年学生对社会主义核心价值观的认知与认同，以中医药传统文化丰富和涵养社会主义核心价值观，使之与学校特色大学文化建设有机融合、相得益彰。同时，加强高素质、具有中医药文化专业的师资队伍建设，持续探索高质量推进中医药文化育人的新方法、新路径，承担起滋养师生心灵、涵育师生品行、弘扬高尚医德、引领社会文明的作用，不断健全高效顺畅的中医药文化育人体系，推动社会主义核心价值观进一步落实、落细，不断提振校园师生的文化自信与文化自觉。

（一）中医药文化育人体系将更具系统性、规范性

随着时代发展，中医药高等教育将面临新的机遇和挑战，校园文化建设要求不断更新，构建具有中医药文化特色的育人体系，是推动"双一流"建设的必然要求，也是高等中医药院校内涵式发展的根本保障。中医药文化育人体系是高等中医药院校育人治理体系的重要组成部分，结合学校和时代特色，该体系的构建需要传承，更需要创新。高等中医药院校将紧紧围绕校园文化，不断加强对中医药文化育人体系的统一领导、组织实施、管理和保障、评价与反馈建设，加强中医药文化育人体系的理论构建和系统设计。未来，在中医药文化育人体系的基础上，中医药文化的研究和推进、中医药文化建设的领导、中医药文化建设的统筹将更加完善。

在中医药文化的研究和推进方面，目前的中医药文化研究还停留在抽象的概念层面，针对不同院校的具体研究方法和可操作性研究较少，尚未形成完善的系统和体系。今后，中医药院校应开辟中医药文化新的学科方向，参照高等教育学的研究思路和方法，融入中医药文化，结合各院校的实际情况，建设中医药文化发展研究师资队伍，坚持人文的、思辨的、灵活的方法，不断加强中医药文化建设的个性和特色研究，推进中医药文化育人理论转换为具体实践。

在中医药文化建设的领导方面，今后应健全党委对中医药文化育人工作的统一领导、各部门分工负责、师生全员参与的育人体系，学校领导应加强中医药文化的顶层设计，强化整体推进，树立中医药文化兴校、全员育人的理念，将中医药文化育人作为思想政治工作的有效载体融入办学治校、教育教学的各个环节，将中医药文化与校园建设、学科建设、师资队伍建设进行统一规划、统一部署、统一推进，制定长远目标与具体任务有机结合、科学合理的中医药文化建设总体规划。以制度文化建设为保障，建立相应的激励保障机制和考核评价机制，制定完善的配套制度，发挥校园文化的规范和约束功能。

在中医药文化建设的统筹方面，应积极调动全校师生参与中医药文化建设的积极性，加强校风、教风、学风建设，搞好教学、科研、实践、文体活动和校园设施等中医药文化建设，保证不同类型的中医药文化育人载体、育人阵地统一、协调发展。湖南中医药大学以文化人、以德育人、以心养人、以体塑人，聚焦立德树人根本任务，通过"国医特色，精准导航新时代中医追梦人""'三大德育'答辩，全程领航莘莘学子""'四季养心'平台，贴心护航健康心灵""传统保健体育，持久助航幸福人生"等方式，探索适合高等中医药院校的中医药文化育人路径，形成了特色鲜明的育人模式，取得了良好的育人成效。该模式被推广应用于安徽、江西等中医药院校。"三大德育"答辩体系也在湖南农业大学、湖南师范大学、长沙理工大学等非中医学类院校得到示范推广。未来，中医药文化育人体系将更加规范、更加系统，内容更趋完善、标准更加合理、运行更加科学，更加凸显出系统性和规范性。

（二）中医药文化育人将更具整体性、连续性

中医药文化育人不仅仅局限于中医药院校，推进中医药事业高质量、创新性发展，要从娃娃抓起，要将中医药文化融入启蒙教育，使中医药文化育人体系建设更具整体性、连续性。2017年，国家中医药管理局原局长王国强在《中国中医药报》发表文章指出，推动中医药文化进中小学，不仅有助于增进青少年对中华优秀传统文化的了解与认同，增强其文化自信和民族自信，还有助于帮助青少年提升健康素养，养成健康的行为方式和行为习惯，提升其个人的综合素质和能力。

1. 中医药文化育人的整体性

从整体性来讲，中医药文化育人体系以打造"政府－高校－中小学""大学 – 高中 – 初中 – 小学"的"一体化"育人平台为基础，逐渐辐射到广大百姓。目的是提升民众的中医药文化素养，为健康中国战略提供有力支撑。目前，开展中医药文化进中小学的地区主要有浙江、北京、上海、广东、天津、江西等地。未来，应不断加强对中医药文化进校园的顶层设计，不局限于中医药院校育人体系建设，而是推动中医药文化全面进入校园、深入校园、融入校园。中医药文化育人体系将积极构建教育及行业主管部门指导、中医药相关机构支持、高等中医药院校主导、市县（区）政府及辖区中小学校参与共建的全员育人机制。高等中医药院校与中小学校结对子，组建"大、中、小学共同体"，实现大学、中学、小学之间的教育、文化资源共享、互通有无。小学生处在对中医药的启蒙阶段，要培育其对中医药文化的热爱；初中生要根据其成长规律和认知特点，增强其对中医药文化的了解；高中生处于人生观、价值观、世界观的形成阶段，应培育其对中医药文化的自信心；大学生要培育他们传承和弘扬中医药文化的责任感和使命感。要建立"教育阶梯式"机制，培养传承中医药文化的人才，传播积极向上、充满正能量、拥有底蕴的中医药文化，提升学生的人文素养，确保中医药文化育人细化到人。目前，全国各地都在积极推进大中小学思政课一体化建设，中医药文化育人体系应以此为契机，根据各学校的特点，针对性挖掘中医药文化的内涵，采用适宜的教学内容和方法，将中医药文化融入大中小学思政课堂，提高思政课的教学质量。

2. 中医药文化育人的连续性

教材是中医药文化育人体系的有效载体，目前正在深入中小学校园，逐渐延伸至小学生的基础教育课程，凸显了中医药文化育人的连续性。2017年，浙江省科学技术出版社出版了全国首套小学中医药教材《中医药与健康》。该教材分为上、下两册，通过36个小故事，以图文并茂的形式讲述中医药知识，展示出浓厚的中医药文化内涵。河南省《南阳市人民政府办公室关于印发南阳市中医药文化进校园活动方案的通知》发布，要求深入推进中医药文化进校园，以点带面，逐步铺开，首批选取中心城区30所学校作为试点，到2022年全市覆盖比例达到20%以上，到2025年覆盖比例达到50%以上。南阳市选用的《全国中小学中医药文化知识读本》是在中宣部的支持下，由中国中医药出版社组织编写，国医大师担任主编，高等中医药院校校长担任执行主编，聚集国内知名中小学校长和教育家等，分别为小学生和中学生量身打造兼具知识性、文化性、趣味性为一体的中医药知识读本，致力于将中医药知识与基础教育拓展性课程有机融合。该读本现进入北京、河北、河南、安徽、广西、山东各地中小学课堂，覆盖40万余名学生。2021年，教育部印发《中华优秀传统文化进中小学课程教材指南》，要求教材介绍中医经典、中医名著、中医界代表人物，通过人物故事和其所取得的成就，使学生理解中医基本理论，体会中医药文化所蕴含的整体观，感悟医者的崇高医德和仁爱之心。在体育方面，引导学习五禽戏、八段锦、易筋经等传统保健体育功法，使学生认识中医是如何强身健体的，以及健身功法中所蕴含的智慧；在地理方面，帮助学生理解中华优秀传统文化的形成、发展与气候环境、地理因素有密切关系，领悟"天人合一"思想，感受平衡与协调之美，树立生态文明意识。

中医药文化启蒙从娃娃抓起，全面推进中医药文化进中小学校园是大势所趋，它将使中医药文化育人体系建设基础更加坚实，育人工作更为扎实，体现出中医药文化育人的连续性。

（三）中医药文化育人手段将更具创新性、时代性

目前，我们已经进入了高度数字化、信息化和智能化的时代，基于5G通信技术，医疗健康行业也迎来了数字化升级。同时，教育也是5G技术的应用场景之一，特别是在互动教学方面，

5G技术与AI、AR、MR等智能技术相结合，在教育教学模式、育人方式等方面将有极大的转变，使中医药文化育人面临着新的机遇和挑战。5G时代，网络传播速度更快，人们获取信息的方式更多，内容更为丰富。智能化的媒体融合能够提升融合速率，创造出更优质的内容。同济大学以

"人工智能赋能的5G+智慧教育"应用试点项目为契机，实现了5G时代教育基础设施建设与融合应用创新，推动了教育数字化转型、全方位赋能教育综合改革和高质量教育体系建设。通过思政、学科、教学、教材、管理各系统联动，构建全新技术融入课堂、科研、文化等育人体系，形成了稳定、灵活的育人新生态。未来，高等中医药院校将把先进科学技术作为中医药文化育人的战略支撑，打造校园文化数字资源库群，建设校园中医药文化大数据体系，推进中医药文化育人信息化建设；将运用5G、AR、VR、大数据、云计算、人工智能等技术，促进中医药文化传播手段现代化，更新中医药文化育人手段，积极发展云展览、云阅读、云视听、云体验，促进供需在"云端""指尖"对接，健全中医药文化与科技手段融合创新体系。

5G技术的不断普及与发展，解决了传输速度、传播延时等问题，让四维重建应用前景变得更为广阔，使VR、AR等虚拟制作技术有了更多的应用场景，也为中医药文化传播带来了沉浸互动式的可能。中医药文化传播应更新传播策略，牢牢抓住此次机遇，突破原有模式，进一步发展"互联网＋中医药""互联网＋教育"，提高中医药文化传播实效。数字技术为中医药文化传播带来了全新的思路和方法，正使其从单一传统的育人路径向战略性育人快速转型升级。在数字时代下，5G技术从空间、视觉、视听、感知等方面进行技术革新，人机协同、跨界融合、共创分享，能够为中医药文化的传播提供全新的路径，通过更新中医药文化传播形式，优化传播形态与结构，"沉浸式"体验中医药文化，人们能够更直观地看到中医药文化中的人物形象，让中医药文化在数字技术的加持下，更好地"植入"师生心中，真正做到传统与现代相结合、传承与创新相融合，让文化育人更"铸魂"、更"深厚"、更"温暖"、更"现代"。

主要参考文献

［1］习近平 . 高举中国特色社会主义伟大旗帜　为全面建设社会主义现代化国家而团结奋斗［N］. 人民日报，2022-10-17（002）.

［2］习近平 . 决胜全面建成小康社会　夺取新时代中国特色社会主义伟大胜利［N］. 人民日报，2017-10-28（001）.

［3］习近平 . 构建起强大的公共卫生体系　为维护人民健康提供有力保障［N］. 人民日报，2020-06-03（001）.

［4］毛嘉陵 . 中国中医药文化发展报告（2020）［M］. 北京：社会科学文献出版社，2020.

［5］吴瀛灏，余修日，于胜兰 . 新形势下普通高校大学生思政教育现状及改进对策研究［J］. 科教文汇，2021（1）：41-42.

［6］连忠锋 . 强化立德树人　提高人才培养能力［J］. 中国大学教学，2018（5）：8-10.

［7］雅思贝尔斯 . 什么是教育［M］. 北京：三联书店，1991.

［8］唐冲，钟铁城，叶姣云 . 后疫情时代中医药文化育人体系构建路径［J］. 药学教育，2022（1）：1-4.

［9］周学智 . "三全育人"视阈下"育人共同体"话语体系的系统性建构［J］. 高教学刊，2020（2）：69-72.

［10］郑伟旭 . 高校文化育人现状及对策研究——以河北部分高校为例［D］. 河北农业大学，2019.

［11］本书编写组 . 习近平与大学生朋友们［M］. 北京：中国青年出版社，2020.

［12］钟婷.中医文化对高校文化育人价值的思考［J］.湖南中医药大学学报，2018（11）：1291-1293.

［13］郑卫丽.大学文化育人工作的实践特征及本质［J］.人民论坛，2014（5）：196-198.

［14］刘洋，马小允，齐晓翠.高职医学院校开展中医药文化建设的意义与对策研究［J］.卫生职业教育，2021（2）：15-16.

［15］蒋广学，王志杰."互联网+"环境下青年思想教育的传承创新［J］.思想理论教育导刊，2016（12）：114-118.

［16］孙士现，江春华.新时代高校思想政治教育亲和力之思考［J］.继续教育研究，2018（12）：58-60.

［17］王帅.网络舆情群体极化对思想政治教育的挑战及应对［J］.思想教育研究，2021（9）：104-109.

［18］习近平.在全国高校思想政治工作会议上强调：把思想政治工作贯穿教育教学全过程，开创我国高等教育事业发展新局面［N］.光明日报，2016-12-08（001）.

［19］刘爱玲.互联网视域下思想政治教育场域的转换与重构［J］.思想理论教育导刊，2020（6）：135-138.

［20］陈依培，黎雪梅，刘东梅.充分发挥中医药优秀传统文化在中医药院校思政教育中的育人作用［J］.成都中医药大学学报（教育科学版），2021（6）：60-63.

［21］郑卫丽.大学文化育人工作的实践特征及本质［J］.人民论坛，2014（5）：196-198.

［22］王新华，高原.在校园文化建设中提升大学生的主流意识形态认同［J］.教育理论与实践，2017（6）：32—34.

［23］王武，张家赫.高校校园文化育人的内在机理探析［J］.教育观察，2021（9）：25-27.

［24］张利.胡锦涛同志青年教育思想与大学生思想政治教育的实践路径

［J］.毛泽东思想研究，2012（3）：95-99.

［25］熊晓梅.坚持立德树人实现"三全育人"［N］.光明日报，2019-02-14（006）.

［26］习近平.在纪念孔子诞辰2565周年国际学术研讨会暨国际儒学联合会第五届会员大会开幕会上的讲话［N］.人民日报，2014-09-25（002）.

［27］岳小佳，周鹏程.论统一战线与文化自信的相互促进关系［J］.吉林省社会主义学院学报，2021（4）：22-24.

［28］杨清虎."家国情怀"的内涵与现代价值［J］.兵团党校学报，2016（3）：60-66.

［29］白明峰.中国传统和合理念与当代和谐文化建设.［D］青海师范大学，2008.

［30］海霞."中医药文化"有了初步定义［N］.中国中医药报，2005-08-25（001）.

［31］李全星，姜璠.基于"亭式"模型的中医类专业中国传统文化课程设计［J］.卫生职业教育，2021，39（12）：84-87.

［32］李德新.中医基础理论［M］.北京：人民卫生出版社，2001.

［33］曹洪欣.坚定文化自信 弘扬中医药文化［J］.中国政协，2018（18）：32-33.

［34］刘占虎.中国腐败治理体系现代化的时代诉求与实践逻辑［J］.西安交通大学学报（社会科学版），2017，37（4）：85-92.

［35］龚堂华.实践监督执纪"四种形态"要准确把握若干辩证关系［N］.中国纪检监察报，2016-11-10（003）.

［36］朱政光.大学生心理素质的现状及其与心理健康、社会适应和学业发展的关系研究［D］.重庆：西南大学，2020.

［37］赵璐.吉林省某综合性大学医学生心理素质调查分析［D］.长春：吉林大学，2013.

［38］苏红. 医学硕士研究生心理素质结构、测量及教育训练模式构建研究［D］. 重庆：第三军医大学，2017.

［39］何璧. 浅析教师的人格魅力对学生思想品质形成的影响［J］. 南方论刊，2012，（7）：101-102，7.

［40］李小飞. 医学生思想品德培养之亲情教育的有效途径［J］. 管理观察，2017，（34）：143-144.

［41］刘志梅，鲍敏，龚潇潇，等. 对医学生思想品德和人文科学素养课程建设的研究与建议［J］. 包头医学院学报，2016，32（5）：161-163.

［42］蔡伟毅. 医学生职业道德建设的现实困境与实现路径［J］. 鞍山师范学院学报，2022，24（1）：85-88.

［43］张梦. "以人民为中心"思想引领医学生职业道德教育研究［D］. 新疆维吾尔自治区：新疆医科大学，2020.

［44］赵丽，刘晴晴，吕明明. 抗击新冠肺炎疫情中彰显的大医精诚精神［J］. 中国医学人文，2022，8（2）：9-12.

［45］熊益亮，王群，张烁，等. 医乃仁术思想构建当代医学职业核心素养教育的探讨［J］. 中国中医药现代远程教育，2019，17（11）：9-11.

［46］何大群. 医学伦理学教育在中医教育中的重要性分析［J］. 中国医药指南，2012，10（32）：367-368.

［47］张萌，王桂美，莫梅，等. 双一流背景下中医药创新人才培养体系研究［J］. 中国中医药现代远程教育，2022，20（7）：164-166.

［48］谢淑洁，汪建萍. 新形势下产科"双五位一体"中医药人才培养管理模式的应用［J］. 中医药管理杂志，2022，30（6）：116-118.

［49］杨帆，王世宇. 新时代一流中医药人才培养体系构建探索与实践［J］. 成都中医药大学学报（教育科学版），2021，23（4）：1-4.

［50］徐张杰，区铜，唐盼，等. 高校附属医院师资队伍建设问题及对策研究——以广西中医药大学第一附属医院为例［J］. 中华全科医学，2018，16（3）：476-479.

［51］项远分.利用人本化管理完善高等中医药院校师资队伍建设［J］.当代经济，2016，（31）：118-121.

［52］林昕潞，史晓琼.中医药文化融入中医药院校"双创"师资队伍建设的路径研究［J］.中医药管理杂志，2020，28（20）：15-17.

［53］李淼，白正勇，林强.高职医学院校构建中医药健康服务体系探讨［J］.中医药管理杂志，2022，30（9）：172-174.

［54］郭晨，陈美仁，潘斌，等.健康中国背景下中医药基层服务能力提升路径初探［J］.国际公关，2021，（8）：82-84.

［55］岐黄.黑龙江中医药大学实践育人弘扬中医文化［J］.现代养生，2016（24）：29.

［56］邸维鹏，傅文第，李和伟.谈新形势下中国传统文化在高校中医教育中的重要作用［J］.教育教学论坛，2018（6）：3-4.

［57］袁纲，李和伟，张荣兴，等.在德育中融入中医药优秀传统文化的实践与思考［J］.中华医学教育探索杂志，2013，12（10）：1078-1079.

［58］李和伟，焦明媛，王启帆，等.浅析中医药文化对中医药院校学生人文素质的影响［J］.中华医学教育探索杂志，2019，18（12）：89-72.

［59］王启帆，李和伟.《中医药法》视角下高校创新型中医药人才培养体系构建路径研究［J］.卫生软科学，2020，34（11）：96-99.

［60］王东岩，亢连茹，郑爽，等.抓紧一带一路建设契机促进针灸学科发展［J］.中国中医药现代远程教育，2020，18（8）：29-31.

［61］常滨毓.伦敦中医孔子学院连续三年获评先进［J］.中医药管理杂志，2011，19（12）：1135.

［62］李磊，聂海洋.中医药高校坚定中医文化自信的路径选择［J］.中医教育，2020，39（4）：69-72.

［63］刘艳.中医药院校特色图书馆（名人档案）馆藏资源建设的研究

［J］.兰台内外，2021（9）：10–11，78.

［64］张锐，衣晓峰，孙许涛.龙江医派：植根于黑土地上的医学流派［N］中国中医药报，2016–06–06（008）.

［65］姜德友，邱文.龙江医派现代教育教学研究与探索［M］.哈尔滨：黑龙江教育出版社，2012.

［66］蔡劲松.大学文化理论构建与系统设计［M］.北京：文化艺术出版社，2009.

［67］李杨，于鹤丹，史惠媛，等.文化育人视角下高等中医药院校图书馆环境文化建设实践研究——以黑龙江中医药大学图书馆为例［J］.中国中医药图书情报杂志，2021，45（4）：42–45.

［68］刘宇.丰富中医药院校的特色校园文化活动　促进中医药人才的培养［J］.出国与就业，2010（16）：132–134.

［69］王国强.推动中医药文化进校园［N］.中国中医药报，2017–03–01（001）.

［70］曹竞，刘俞希.5G时代下的媒体融合发展　中国青年报沉浸式体验新闻的探索与思考［J］.新闻与写作，2020，429（3）：91–95.

［71］钟雨晴，刘馨佩.5G技术背景下中医药文化传播新路径［J］.新闻前哨，2022（12）：66–68.